"あっ"という体験が人生を変える

文字の神秘でツキを呼ぶ

高岡　正

元就出版社

はじめに

お互い生きている過程の中で常にいろいろなことを、感じ合っています。それはこの世に存在するあらゆるものには、波動なるものがあるからです。

例えば、この本を手にされた方は、この本から醸し出す波動と同調したわけです。物理の実験の音叉と同じです。一方の音叉から離れている他方の音叉に共鳴するのです。よくいわれる「類は友を呼ぶ」というわけです。

そしてもう一つは、一致しなかった波動もかかわりをもっている間にだんだん共鳴するようになるのです。怒りっぽい人のそばにいると怒りっぽくなったりもします。

だから、なるべく高い波動を発している人とか物にかかわることが「つきを呼ぶ」きっかけ作りになるのではないでしょうか。

気という波動の働きについて特別なものではなく、ごく日常に醸し出されているのです。ただそのことに気づかないだけなのです。

気という波動の中にいて、その存在を知らず、またその働きを知らない。モッタイない話だと私は思います。

そのような見地から、気というものを日常の生き方の中に、どのように活用していくかが私のねらいなのです。

この本を手に取られた方々が本来持っている気の働きに気がつき、活かし、つきを呼び込み、生き方の質を高める。

この目的実現の手段の一つとして、よい波動をもたらすには、いい感じに共鳴できる文字を活用することを考えついたわけです。

いい感じになり、アッという体験を通し、新しい意味と価値に目覚める杖となる文字とメッセージを折りにふれ、時にふれ接し「あの人輝いている」といわれるようになれることを期待しています。そのような願いを込めて文字とメッセージを記しました。

なお、この本の執筆に関しては月刊誌である『歯医者さんの待合室』（クインテッセンス出版社・発行）編集長、村岡広介氏の依頼により「気功による心身強化」というタイトルで六年ほど連載を続けていますが、その中から取り上げ、加筆したり、組み換えたりして書き改めたものです。

また『字てがみ』の本を見て、〈字てがみの、ひとことにふれ、胸躍る〉感を深く印象づけられました。

そこで早速自分なりに、枠にとらわれず文字にともなう気を、胆から腕、指、筆を通して文字に入っていく。こうイメージしつつ、気の赴くまま書いてみたら、様になっていると実感しました。これが漢字は、いい感じに導くものだと思いました。

かくして、書いて、見て、感じて、アッという体験メッセージを書くキッカケをつくっていただいた高島悠光先生。

漢字に気を入れて書く時、「つきを呼ぶ音楽―絶対テンポ116―」の作曲者、片岡慎介先生の音楽にふれ、この音楽を聴きながら筆を運ぶと、さらに字が生き生きしていることを発見しました。その字がつきを呼ぶでしょう。

この両先生と本書を出版まで導いていただいた元就出版社の浜正史社長に感謝の意を捧げたいと思います。

本書を手にされた方々の幸せあらんことを心より祈念しております。

二〇〇三年　吉日

玉川上水べりの自宅書斎にて

高岡　正

■〝あっ〟という体験が人生を変える／もくじ

変えるのは「あなた次第」

私たちの生き方をみると、左図のように良い変化と悪い変化が振り子のように揺れ動いているのではないでしょうか。

ただ人間の性とでもいうのでしょうか、悪い方へ、悪い方へという悪循環に陥りやすくなるのが一般的傾向です。そこで重要なことは、その切り替え方ということになります。

生き方の質を高める中心・基盤の考えをもつ

それが「〝存在〟は、常に〝変化〟する」という言葉にあります。これは自然の摂理です。あらゆる事物は、他の事物と「かかわり」をもっています。すると、ある事物の変化は、他の事物に変化をもたらしているのです。

まとめると、「因果の法則」によって左右されているといえましょう。つまり、自らが起爆剤という原因をつくるのです。人頼みからは良い結果は生まれません。

「生き方の質」を考える構図　I

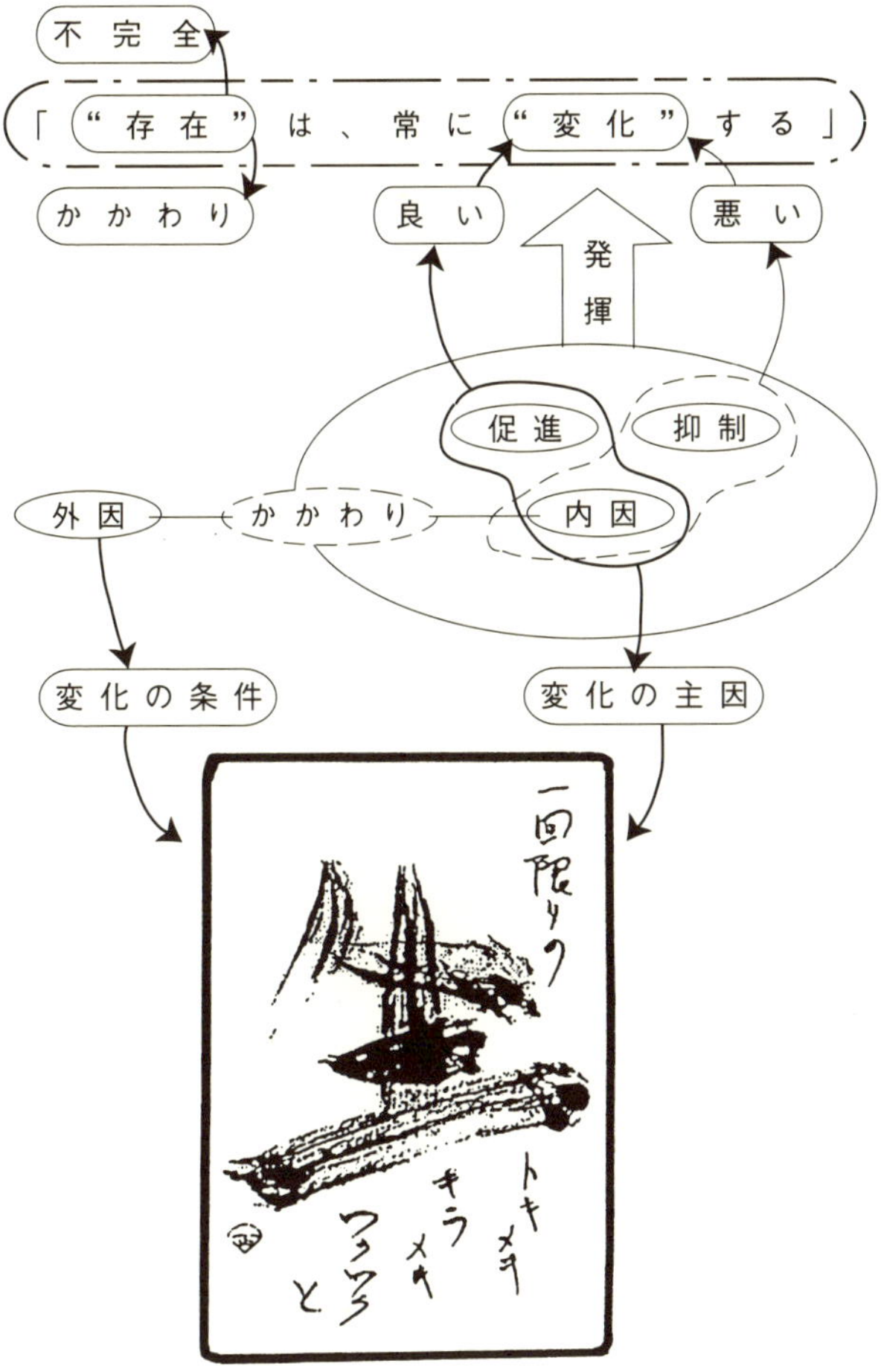

ひと言の重みを考える

結果である変化をみて、悪かった場合、その原因が自分である内因のあり方が変化の根拠として振り返れる人は、より良き変化の内因のあり方といえます。

ところが、「今さら、そのようにいわれたって……、私の問題ではありませんよ」といって、問題のすり替えをしてしまう。これは、悪い変化をもたらします。

一方、「今さら」の〝さ〟という一語を〝か〟に切り換えてみてごらんなさい。すると、この肯定語、前向きな言葉が原因となり、その結果として、「よし今からでも遅くはない。やれば、やっただけの結果が現れよう」と、一歩前進できる。

「そう思ったら、すぐ行動する」ということを起爆剤というのです。すると行動したことから、また新たな発想が生まれてきます。因果の系列というわけ、0＋0は、0です。1＋1は2、2＋1は3という理です。

ただひと言

今

さら

より

から

心躍るトキメク生き方

自然の摂理としての「因果の法則」を適用してみると、昨日の生き方が原因となって、今日という結果があることになります。

拙著『「今日だけは」の生き方があなたを変える』でも指摘しました。

今日の自分は、未来を創る原因となるものとの認識が必要だと……。

そのためには、「光」を灯すことです。それは、「かかわる」ものに対する〝トキメキ〟の心を忘れてはならない。出会いは神からの贈り物ともいわれます。期待に胸を膨らましてごらんなさい。アッという体験をしたり、新しい意味と価値を見つけたりする。

すると次々と「かかわり」「出会い」に何かが得られるという期待に胸が膨らんできます。ワクワクしてきます。「おーいお茶」なんて人頼みしていては、ドンドン老化していきます。命の根源といわれる「光」に光を灯すことです。

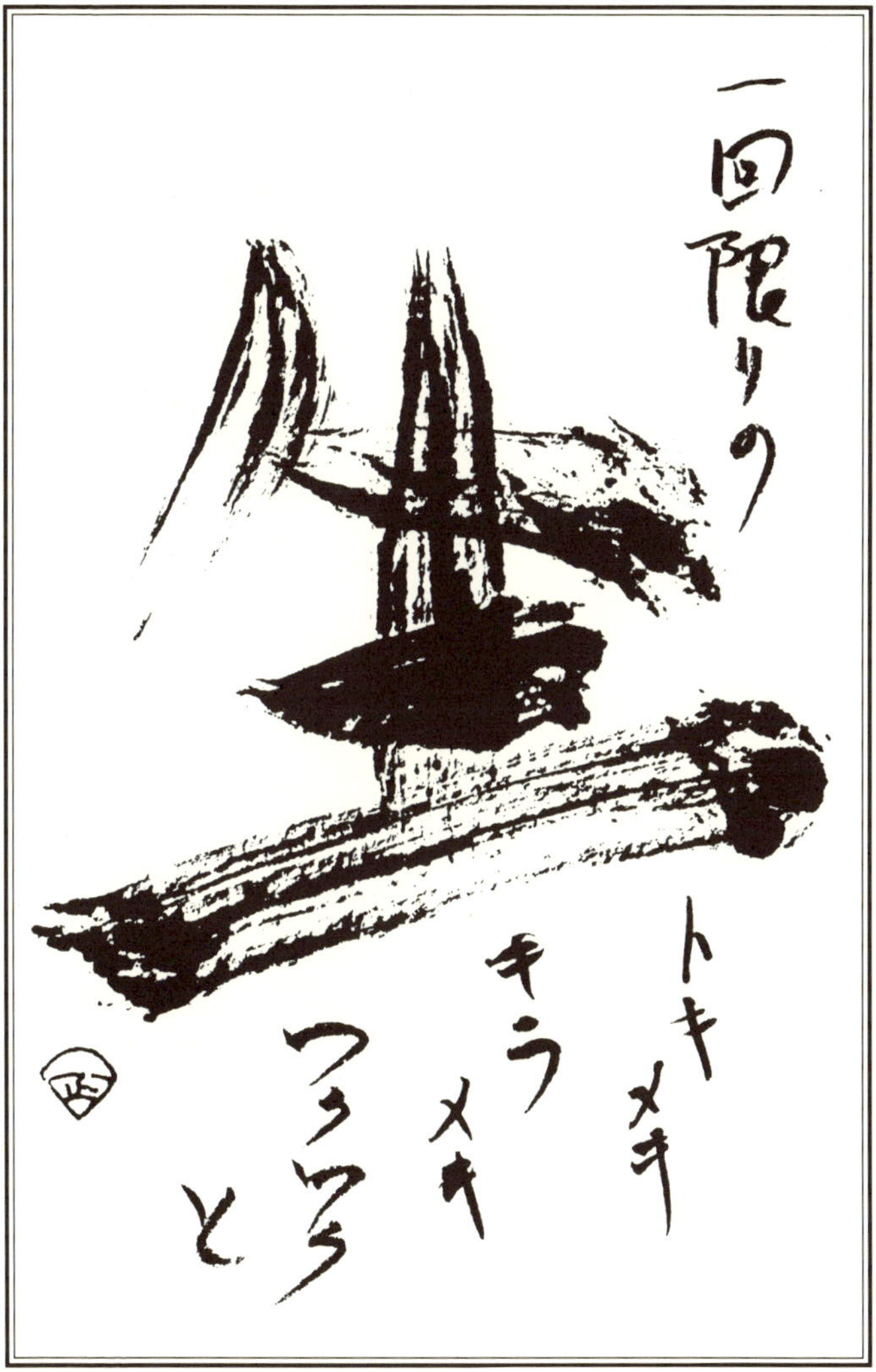
一回限りの
生
トキメキ
キラメキ
ワクワクと

「三つのゆとり」の実現を目指す

まず、三つのゆとりの内容について指摘しておきましょう。

「肉体的ゆとり」について、〝息づかい〟と〝体づかい〟のかかわりから、溌剌とした若さ、元気、健康を図ろうとするものです。

「人間的ゆとり」は、〝息づかい〟と〝心づかい〟のかかわりから、心の豊かさの実現を図るのです。

「精神的ゆとり」は、〝体づかい〟と〝心づかい〟のかかわりから、観の転換ができる、これに伴い、自在さ、そして物の心が分かるという実現を図るわけです。

さらに、息づかい、体づかい、心づかいがそれぞれ交わる中心に共通点として「リズム」と「テンポ」の必要性を設定しました。それぞれのつかい方には「リズム」と「テンポ」の活用を図ることで、三つの「ゆとり」の実現を容易に、効果的に図ろうと試みたわけです。

「生き方の質」を考える構図　Ⅱ

「漢字でいい感じ」になる、漢字とそれに伴うメッセージ、及び、漢字と心身が一体になったりするメッセージの狙いを次のような構図を基に、メッセージを作成しました。

「ゆとり」の実現が基本

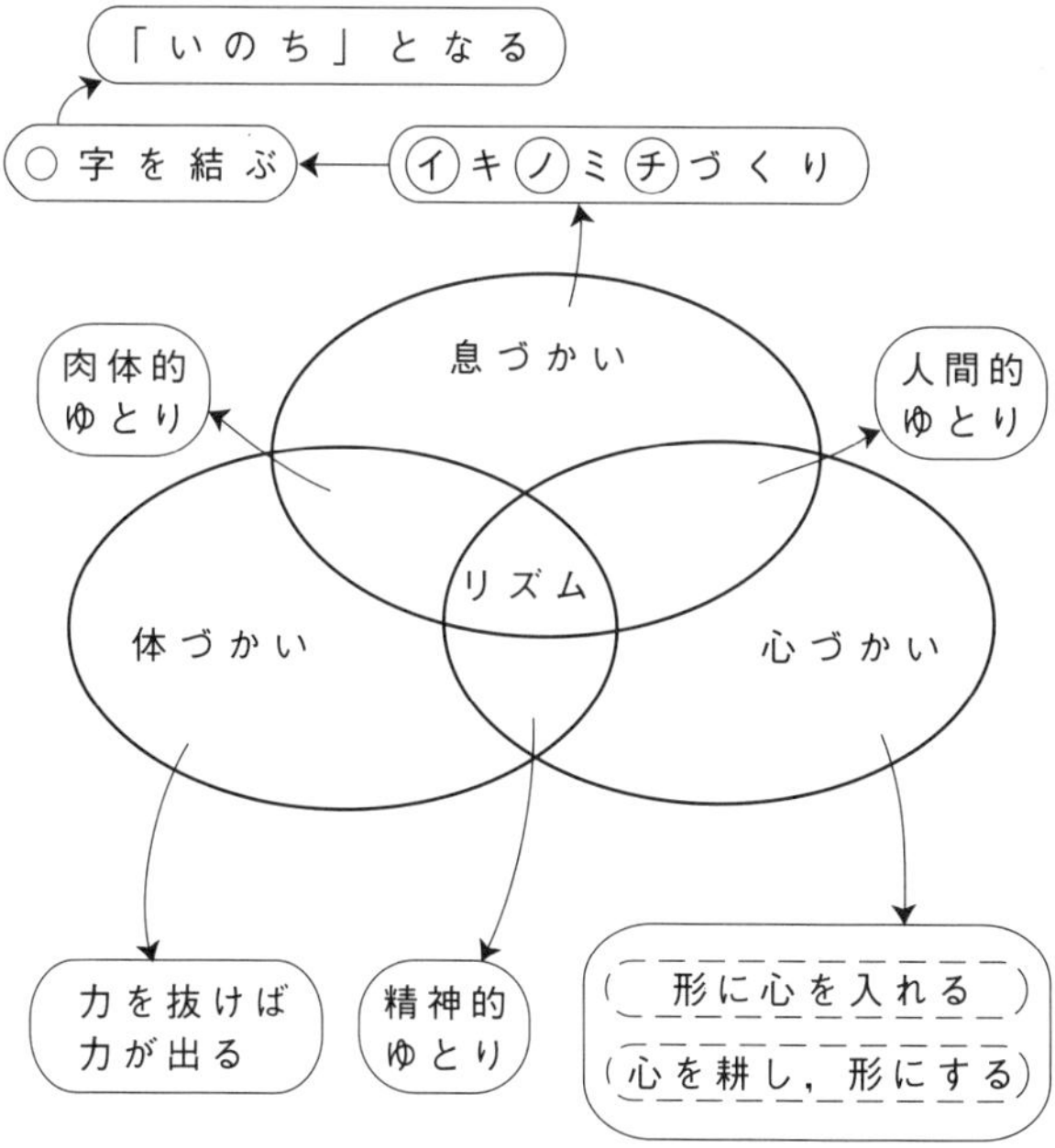

「書く、見る、感ずる文字気功」で命の〝光〟のメッセージ

「文字気功」とは、私流の感じからきた漢字の書き方です。この漢字に気（生命エネルギー）を入れ、より心身に感じやすく、そこから「あっ、という体験」や「新しい意味と価値」を掴みとれる。これらを通して生き方の質（クオリティー　オフ　ライフ）を高めようという狙いがあります。

生き方の質はリズム、テンポに乗って

『つきを呼ぶ音楽』というCDがあります。作曲・編曲が片岡慎介先生によるもので、これは、「月は我々にテンポ五十八もしくは百十六をたえず送り続けている」ということを根拠に作成されております。非常にテンポがよく、これに併せて文字に気を入れつつ自在に漢字を書くのです。これを通して書く、見る、メッセージを感じ、考え、実践するのです。

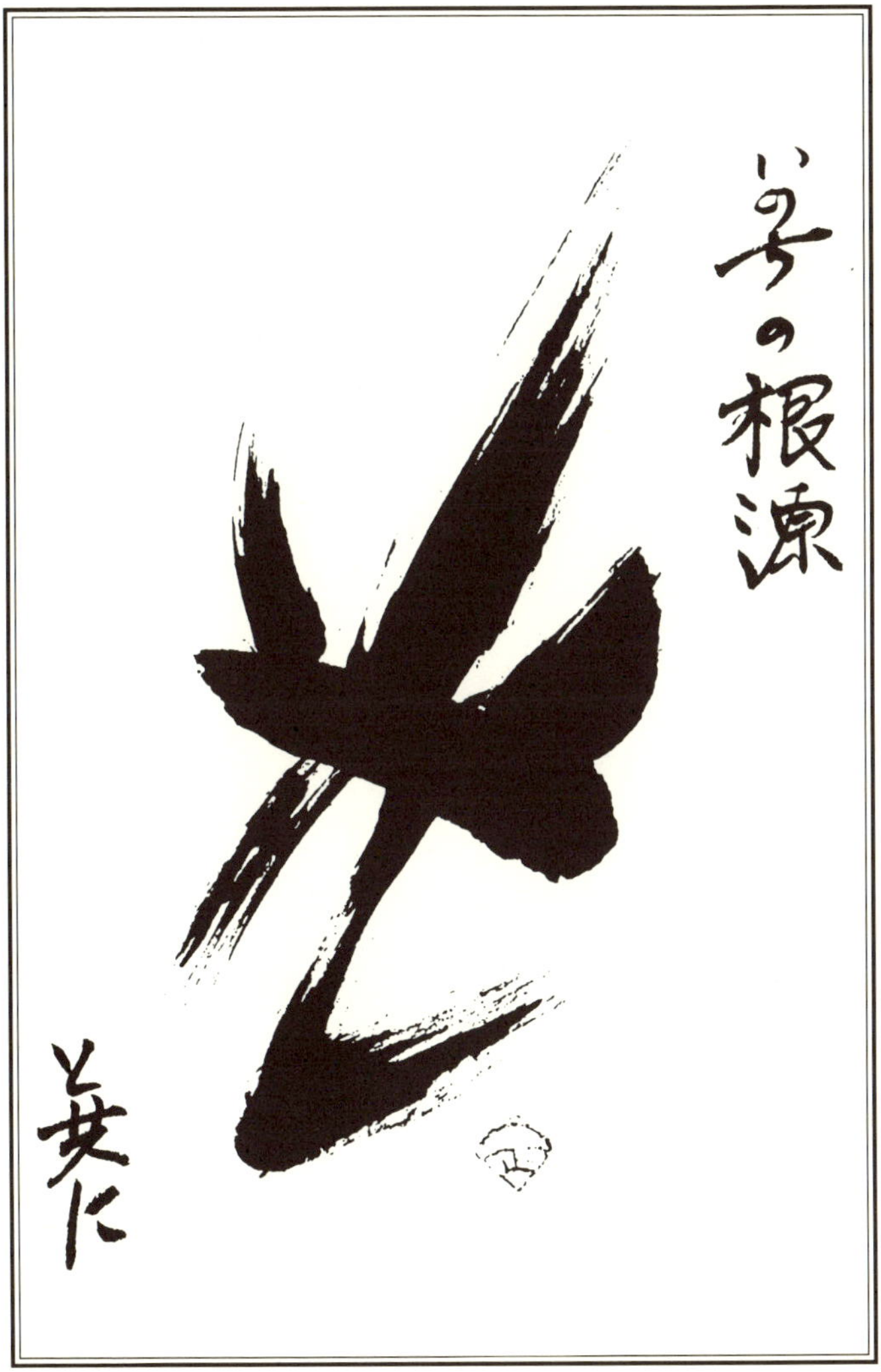
いのちの根源

メイメイが自分の一番で生きる

日常行動と気のかかわりを示してみよう。まず、常に他を意識して「焦る」人がいる。背景には、他との競り合いがありましょう。これを「気の空回り」といいます。また、他とのかかわりで、自分の思うとおりにならないと「苛立ったり」「怒ったり」します。これを「気が舞い上った」独りよがりといいます。

一方、自分の内にこもると、「恐れ」や「焦り」とともに「クヨクヨ」したりして「気を病み」「気を落とした」りしがちです。

これら両極端の傾向に対し、バランスされた調和面を見ると、余計な生命エネルギーのムリ・ムダ・ムラな使い方をすることがありません。先に指摘した焦るなどのマイナス面の第一音を綴るとアイオクとなる。

すると、自分の固有するモチマエの発揮には〝愛多く〟につながるのです。これをメイメイが自分の一番で生きている、ということになるのです。

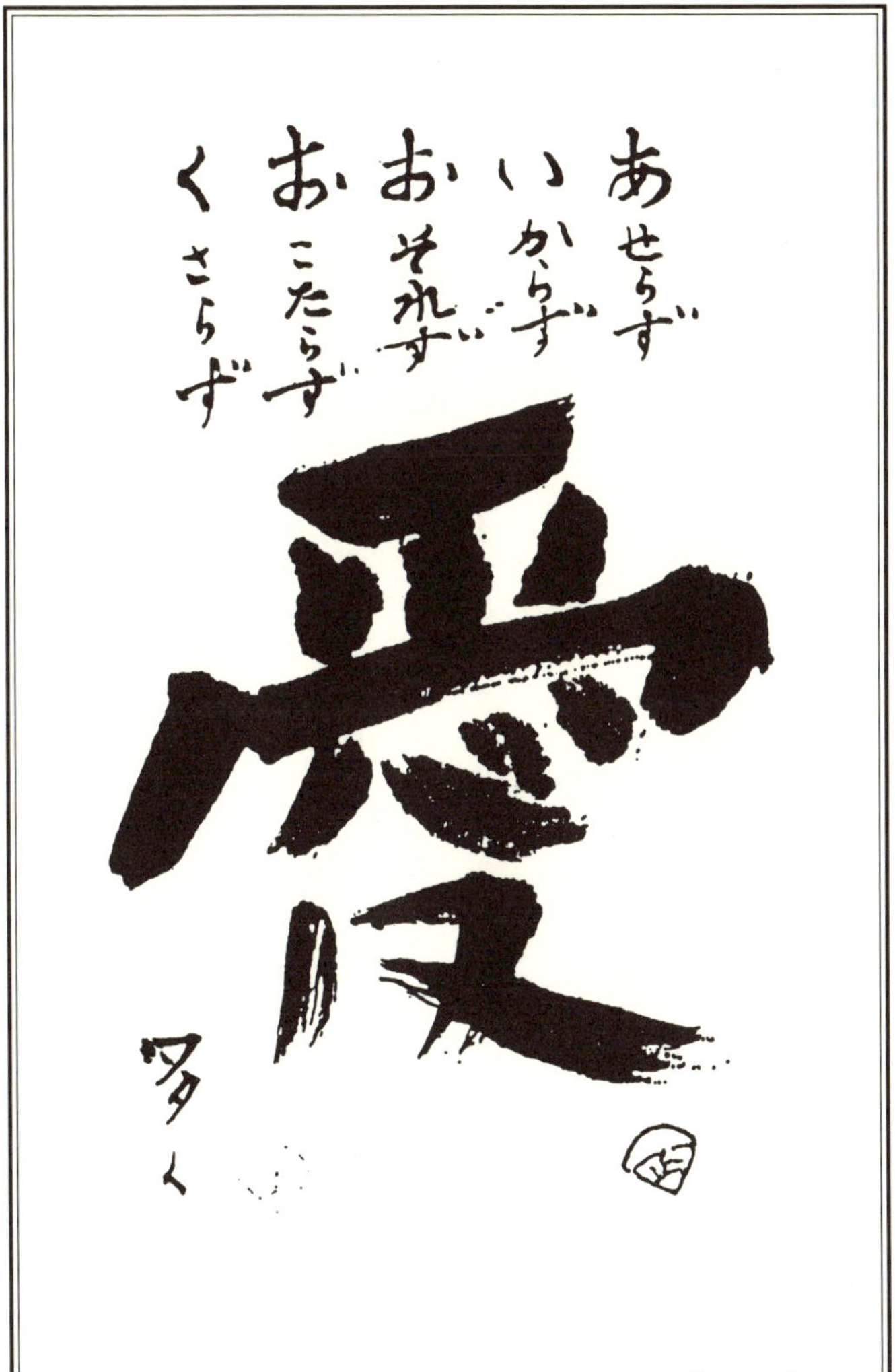
あせらず
いからず
おそれず
おこたらず
くさらず
愛

生きる

この世の「存在」は、〃不完全〃な〃かかわり〃により成り立っています。すると、その不完全をお互い補い合う生き方が、今に生きるということになるのでしょう。

私たちの命の原因を考えると、今ここに存在している自分は、両親のかかわりを辿ることにより、命の原因が連綿と続いていることが分かります。まさに命の重み、ということでしょうか。この世における一回限りの招待を受けたメイメイが、どのような生き様を残してゆくかが問われているのではないでしょうか。

「ただ何となく生きる」ことは、なにも法律にふれるものではありません。しかし、これは罪にも等しいことになります。ザルに水を入れるようなもの、虚しさばかりが残ります。それには「生き方の質」をいかに高めるかにあると考えられます。

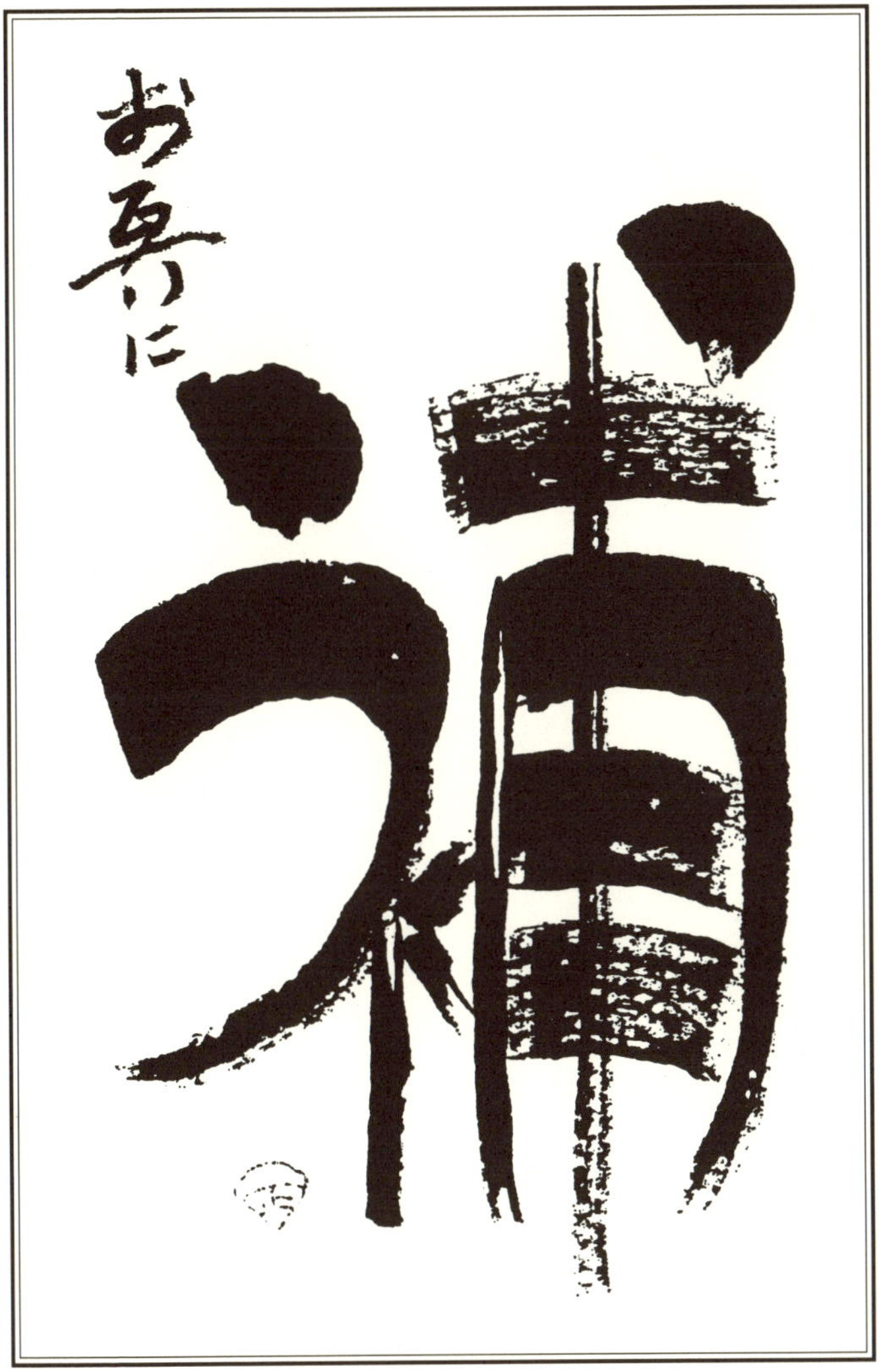
お互いに
補

「〝アッ〟という体験」ができるメッセージをオンする私の思い

「分かっていない」ということが「分かっていない」という人が、いかに多いことか。

私自身も含めてよく感じられる。感じ、気づけば「分かっていない」ことに「気づけた」のだ。大体「分かっていない」ということさえ「分かっていない」ので始末に困る。

そこでまあ、気楽に、何気なく、どこからでも、気のむくままに、開いて、見て、漢字に感じて、読んでください。

その時、カバーされて、見えていなかった何かが、アッという感じでハッと気づいたり、フーンと感心したり、へーと驚いたり、ホーと感動したりしていただけたら……、新しい意味と価値の発見にワクワクするでしょう。

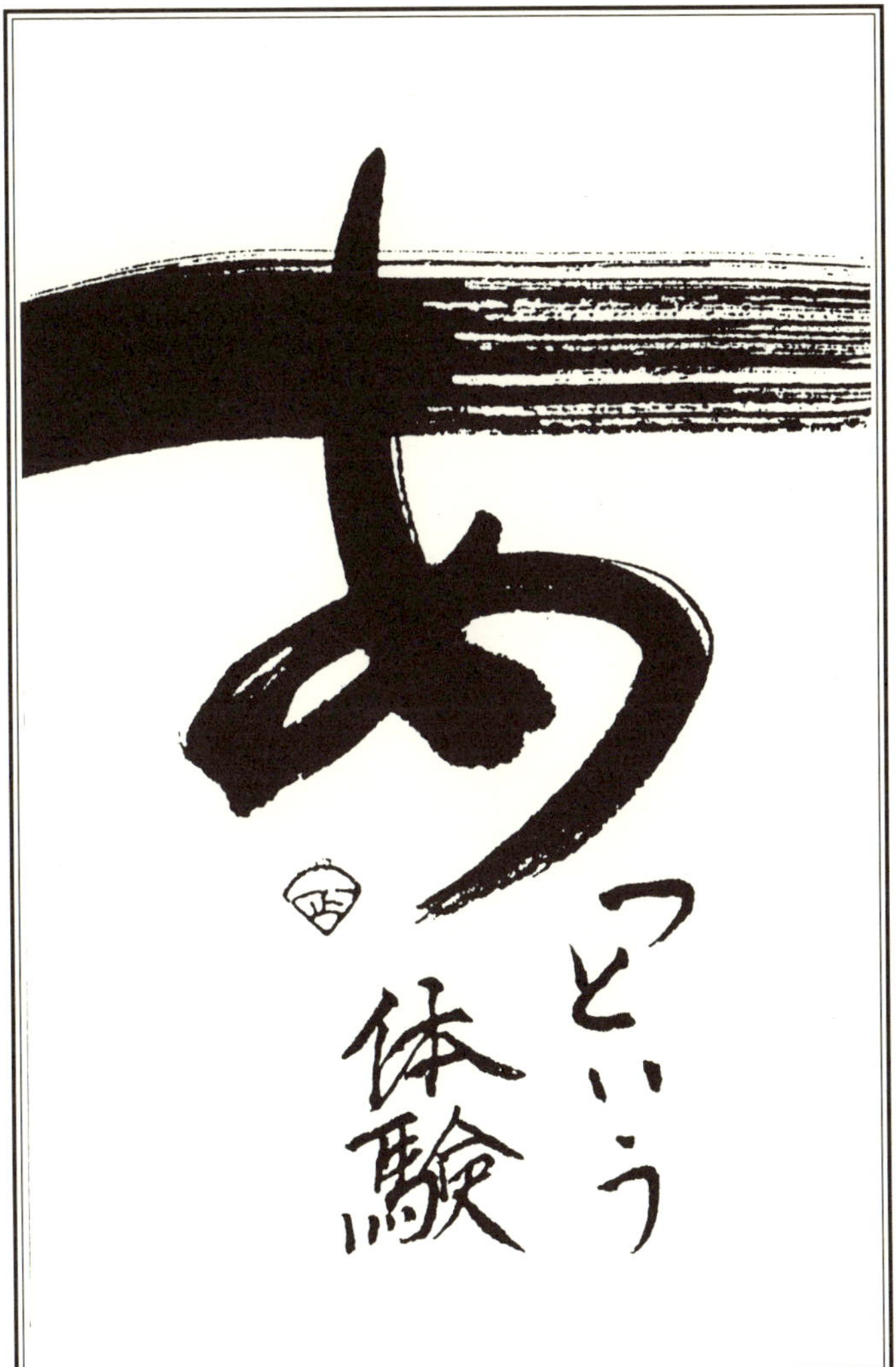
あ
という体験

「〝アッ〟という体験」をメモする、しないと、後でメモ当てられなくなる

まず、「アッ」という体験のための第一歩は、〝オヤッ〟と、五感に響く好奇心です。次は、〝ナゼッ〟という観察力を駆使する、この二つの働きから知識の吸収ができます。ここで、原因や根拠が分かったら〝アッそうか、ならばこうしてみたら、どうなるのかな〟と仮説をたて、検証してみるのです。これを研究する心といいます。これによって、経験の積み重ねや、悪い変化の予防措置などもできることになります。

ここまでくると、「アッ、このように活用してみたら物になるぞ」という感動を味わえるのです。感じたことから価値を導き出す。しかも、思い出そうとして思い出せないというメモ当てられないことにならない方法です。

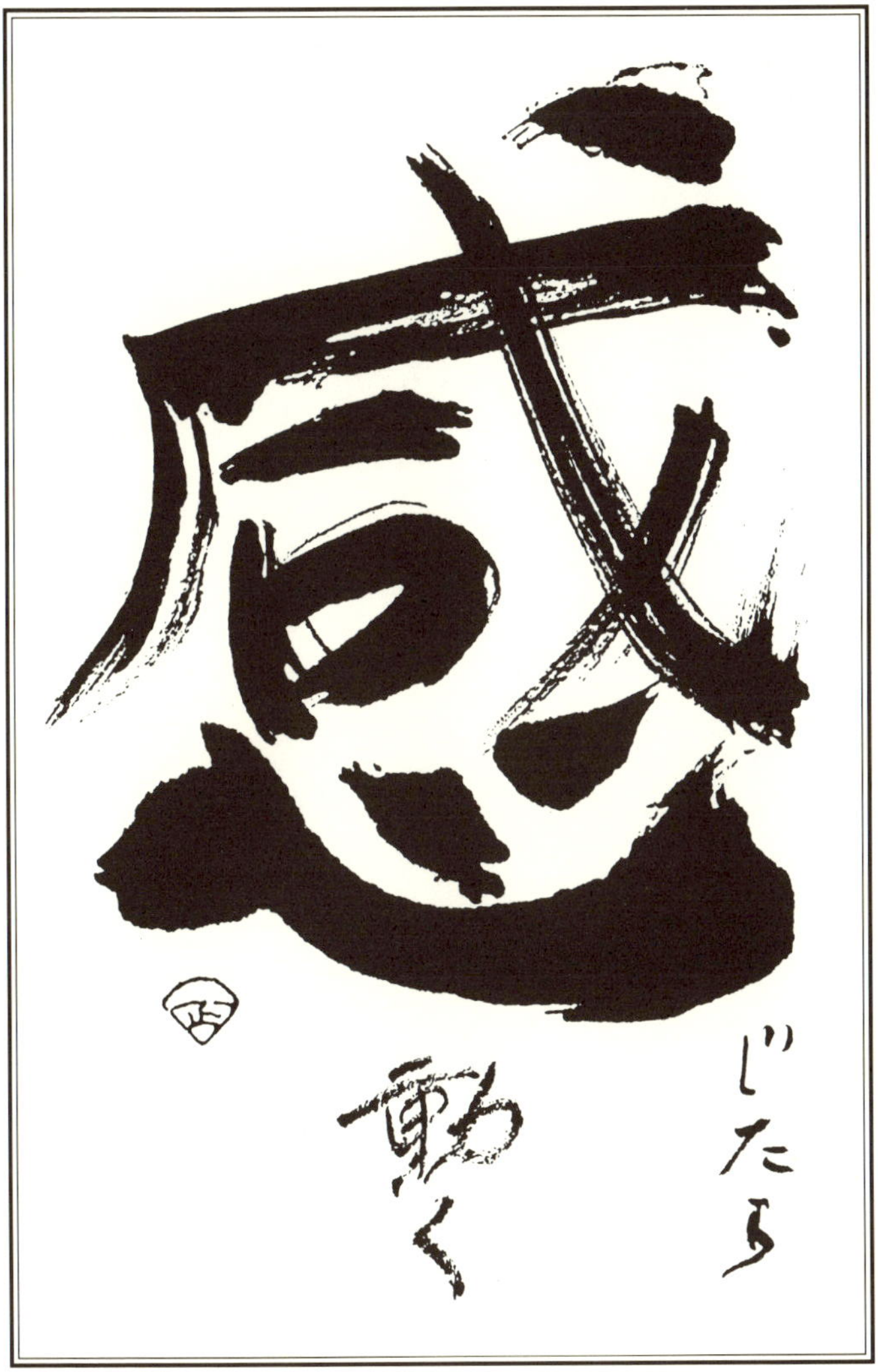
感じたら
動く

〃漢字〃で、いい〃感じ〃

「漢字入る」で「感じ入る」へ

漢字による気のメッセージをかかわりある人に見せると、異口同音にいわれるのが「漢字そのものにいい感じが出てますね。見ているとイメージが湧いてきます」と。

そういわれると、私も、「いい感じ」になるものです。

「字てがみ」の本からヒント

これについて触れておかなければいけませんが、私がこの漢字と気の働きとを結びつける発端になりましたのは、『字てがみ』(高嶋悠光著、ＪＤＣ出版社刊、ｃｏｃｏｒｏ文庫)を見た時からです。その中で著者が、「漢字＝感字」ですと、指摘されていました。

これに「ビビッ」ときたわけです。

エネルギーの共鳴現象でアッという体験

これは、書いた文字のエネルギーと自己のエネルギーが、ちょうど音叉のように共鳴現象を起こすことができるものなのだ、というわけです。字とそのメッセージを見ることにより自分のカバー（殻）がディス（破れる）される。

いうなれば、ディスカバーを促し、アッという体験ができる、と確信したのです。

形（漢字）に心を入れる瞑想法

その字とメッセージとの共鳴をより促進し、実践に踏み切れるよう潜在意識にアンカーリング（錨を下ろす）できるような瞑想法を考えつきました。

「瞑」とは、静かな中で、「想」は、イメージを描く、という動のバランスの上に成り立っています。

「想」から学ぶ気働き

まず、「想」の字を見てください。上の「相」は形・姿を意味しています。その下に心があります。こうした字の感じを基に、漢字という形に心を入れたり、心を耕して、形にしたりすることが考えられます。

例えば、料理の場合を考えてみましょう。まず食材です。丹精込めて作られているはずです。形に心を入れたからです。そして、それぞれに味があり、しかもそれぞれの組み合わせ、補い合いにより味わいに栄養に、違いがでます。

さらに料理する人の心や感情の動きがあります。食卓の楽しさなどを描いたり、食材を育ててくれた人々に感謝するのです。「感謝と愛と笑顔」です。これが調味料とは一味違う「隠し味」として役立ってくるのです。

「生き方の質を高める」カギは、「感謝・愛・笑顔」にあります。

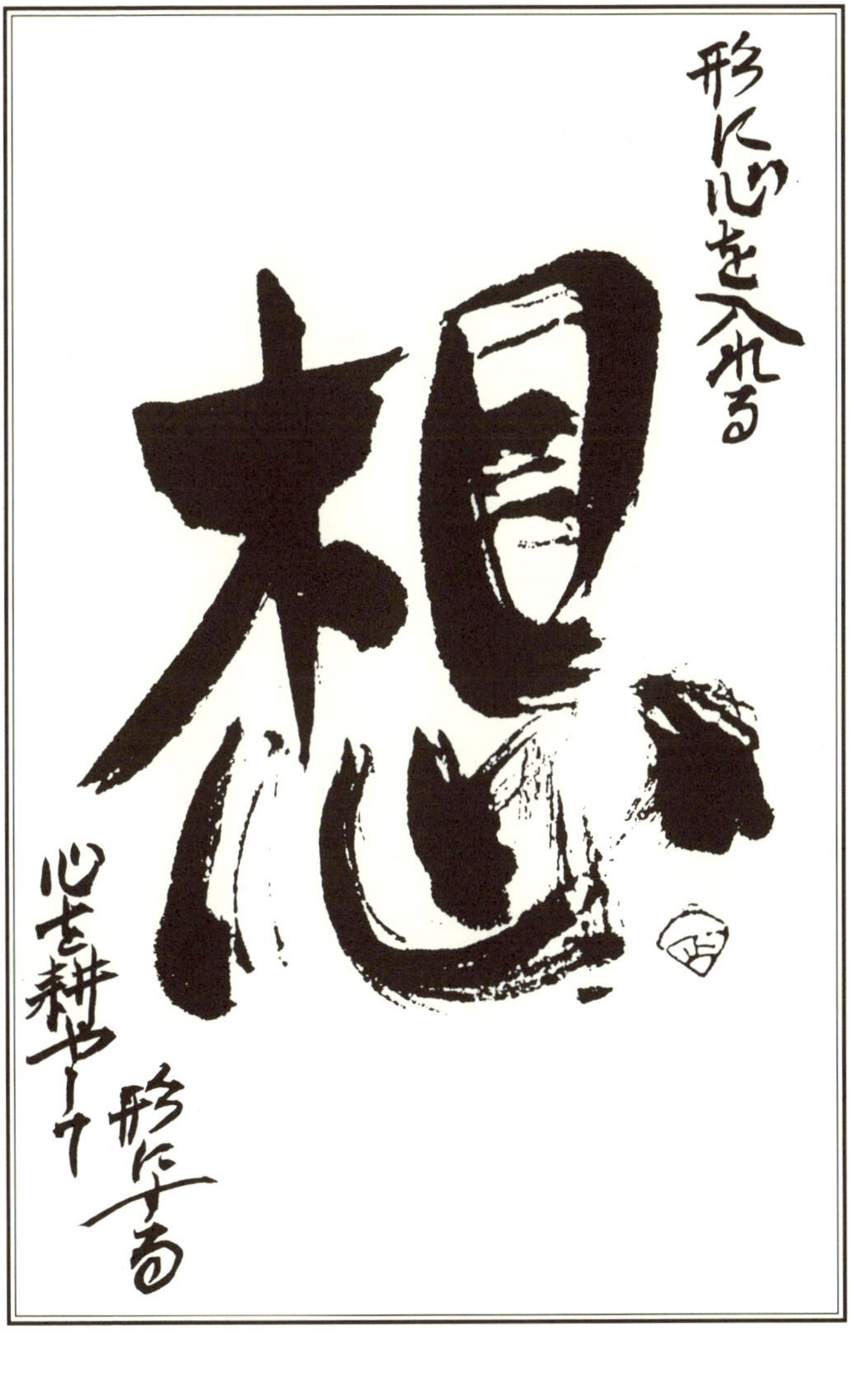
形に心を入れる
想
心を耕やして
形にする

漢字の書き方

まず、〝感じ〟て書くことです。心の動きを腕や筆を持つ指を通して表現するのです。小手先の技術ではありません。

このため墨に、筆に、書こうとする字のイメージを注ぎ込みながら書くことです。

ｃｏｃｏｒｏ文庫出版の高嶋悠光著『字てがみ』が大変参考になります。

ともかく字の上手下手は関係ありません。心という感じが主であるという証拠は、同じ字はありません。その時の心や感じが一瞬一瞬に指が持つ筆先に伝わっているのです。

それでいいんです。ともかく、自由に、自在に思うままに太く、細く、かすれても、薄くても、滲んでも字のある部分が丸くなっても、いいのです。この自在さが楽しい。

なお、どのような筆でも結構、場合によっては割り箸でもよいのです。〝感じ〟です。

私の場合の試み

書く場合に、心をおへそより指四本下にあたる丹田に意識を置きます。そこに気のボールをイメージします。そして書くに当たり、息を吐きながら、丹田にある気のボールが吐く息にあわせ上方に昇り、胸の所から右手を通り、筆先から、今書いている字の墨に気のボールを入れるのです。これが「形に心(気)を入れる」になるのです。

また、リズムに乗って筆を走らせるのも、気の働きとあわせ躍動感が現れます。上から下へが、下から上へはね上げたりします。思わず「アッ」という体験をしたりします。

見るたびに意味と価値を

なお、書く用紙は、葉書大のものがよいでしょう。それを写真帳のようなものに貼り、時に応じて見る。これが、結構、先に指摘しましたように共鳴をおこし、新しい意味と価値の発見に楽しみを見出しましょう。

漢字と漢字を組み合わせ、いい感じを倍にするすすめ

この世における一回限りの「生」なら、日々トキメキ、キラメキ、ヒラメキ生きてみたいものです。そのためには、「そのうち」などという〝待ち〟の姿勢からは何も得られません。幸福も、運も、健康も何事も向こうからは「歩」いてこないものです。その際、変化の主因である内因に働きかけるのです。

人頼みではなく、自分がやるっきゃないの意気込みで楽しいかの如く、面白いかの如く自らが思い「動」くのです。すると、気持ちが前向き、積極的になっているのに気づくはずです。

自律で行動したもののみが味わう新しい意味と価値が「アッという体験」で摑めます。そしたら、感謝の「心」を自分にいうのです。「ありがとう」と、忘れずに。

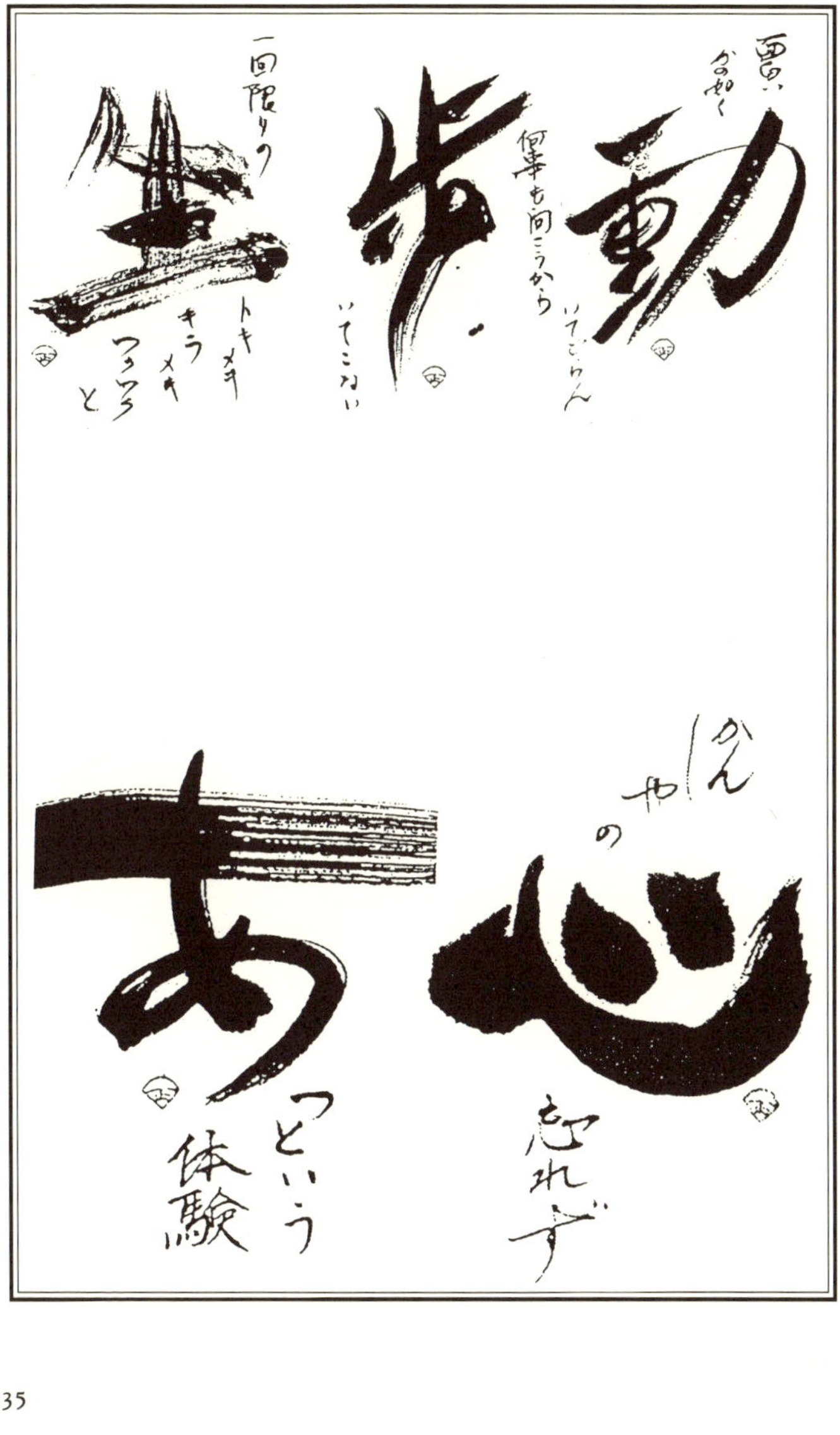
動
何事も向こうから
歩
いてこない
一回限りの
生
トキメキ
キラメキ
ワクワクと
かんしやの
心
忘れず
あ
っという
体験

アナどれない〝今〟を活かす

今日は、昨日の結果であり、同時に今日は明日の原因ともなるのです。そして、今という現在は、刻々と過去に移っていきます。再び戻ってこない〝今〟を活かすか、無視するかで生き方に大きな変化がもたらされるのです。

ところが「そんなバカなことが」と思いがちです。これが、ウッカリ魔術の術中にはまったのです。その重大さに気づいていないのです。いうなれば「感じ」が鈍いのです。

「時が過ぎてゆく」と感じたことは、その人にとっての「出会い」なのです。小さな出会いですが、大きなチャンスともなるものです。

「感じたら動く」。これが、今を活かす「出会いは生きる励み」につながるのです。

「今」という時の重大さに気づいたら、これをきっかけにして思いをめぐらすのです。

アナどれない
今を活かす

出会いは
生きる励み

感じたら
動く

宇宙が自分に与えてくれたご褒美

「出会い」をこう受け止めるのです。この世に存在する私という内と、外という環境とのかかわりです。外が内に、また、内が外にお互い影響し合っている。助け合っている。補い合っているではないか。

自分中心のムサボリ、自分の感情発散の怒り、そして無意味極まりない愚痴などなど、本日只今から「さよなら」した方がいいのでは？

みんなマイナスの気となって心身の秩序が乱され、いずれ苦しみをタップリ味わう羽目に陥るのではないでしょうか。

「幸いをもたらす〝補い〟合う心」こそ前向きの「感じで」「出会い」を楽しみ、「知らないから見よう、聴こう」という「補い合い」が心の解放に導く。まるで「蕾」のように。固いカラを破って、これからどのような花が咲くのだろうかと大きな期待と喜びに胸が膨らむ。出会いを求めて生きる励みにしよう。

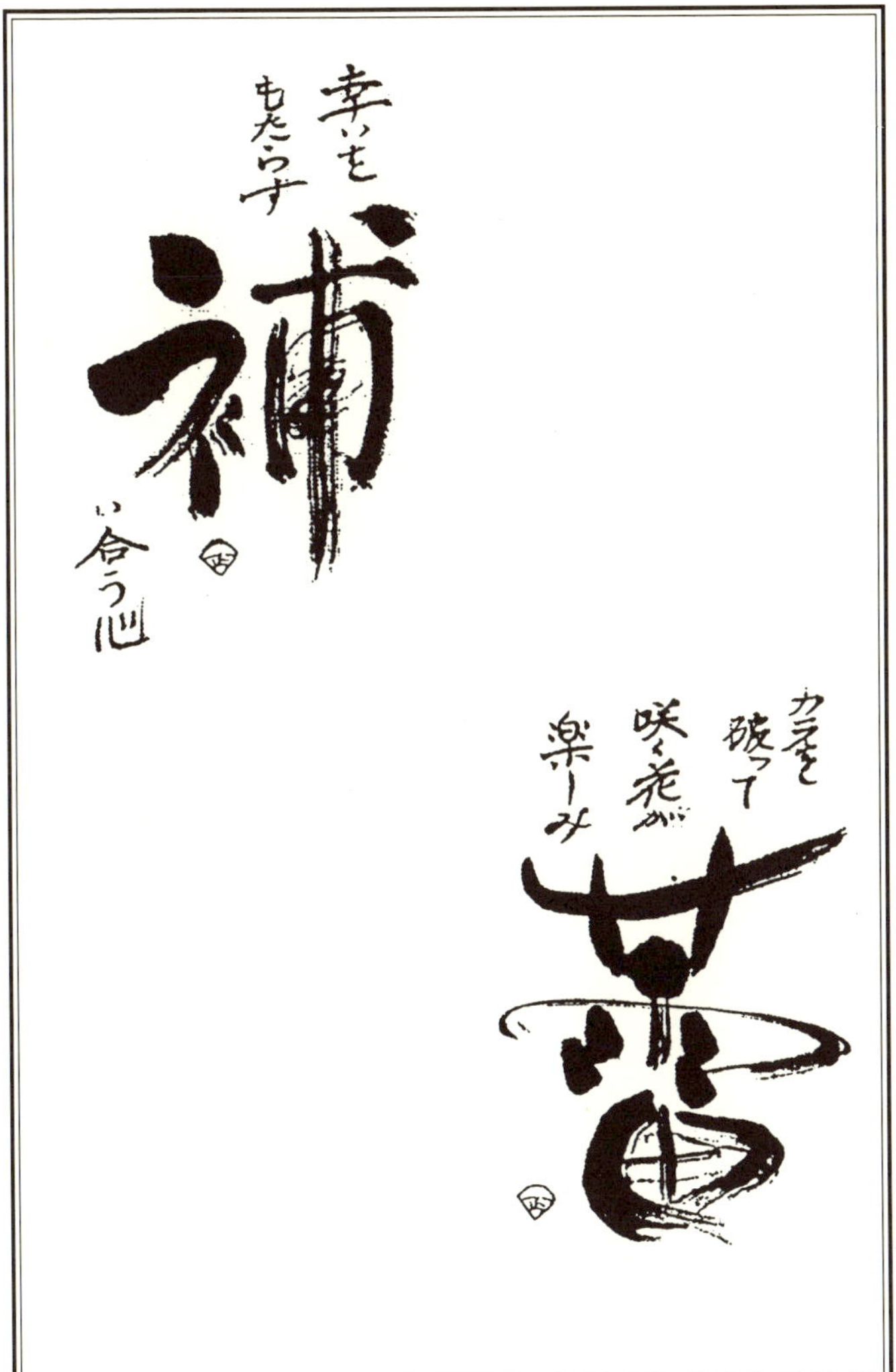
幸いをもたらす
補
い合う心
カラを破って咲く花が楽しみ
蕾

望みを達成するポイント〔「望・苦・良」の組み合わせで〕

まず、何のためにという目的を見つけます。これは進む方向を表します。次に、デキルダケという到達点の不明なことは避け、コレダケという一定期間後の姿・状況をまとめる。普通ここで終わりがち。しかし、これでは中途半端で実現は覚束なくなります。それは実現することによって、何を得たいのかをハッキリ望みの中に取り入れることです。

すると、胸ふくらむ思いがフツフツと湧いてきます。ここで、はやる思いをグーッと秘めて足元をジックリ見極め、一歩ずつ実行することです。可能性の前提に立って、1＋1は2、2＋1は3の要領で進めます。0＋0は0であることに思いを寄せるのです。

そうかといって順風満帆というわけには進められないのが現実です。この時の対処の仕方にあります。つい人間というのは、実現のための実践をしている時、障害にぶつかっての苦しみに対処することになりがちです。

その苦しみを、どのように乗り切るかが成否を分けさせてしまうのです。

達成することで

望

何を得たいのか

すべては

一

より始まる

苦

だから楽しいのだ

逃げちゃダメ

「苦しみ」は「楽しみ」と隣り合わせです。しかし一般的には、苦しみは避けたくなります。そこで意識の転換が必要になります。

だから「楽しいのだ」と面白いかの如くトライしてみるのです。逃げないで……。

さらに、想像力の翼を大いにひろげるのです。想像力は馬に例えられます。想像力は馬、その乗り手は人、乗り手の持っていない馬のエネルギーを活用するのです。

そのコツは、馬を信じて任せることです。その時、障害物（苦）を乗り越える人馬一体となるのです。理屈とか、批判などでストップせず、可能性の前提に立って、お蔭さまと感謝をし、日々アラユル面でますます良くなると想像します。

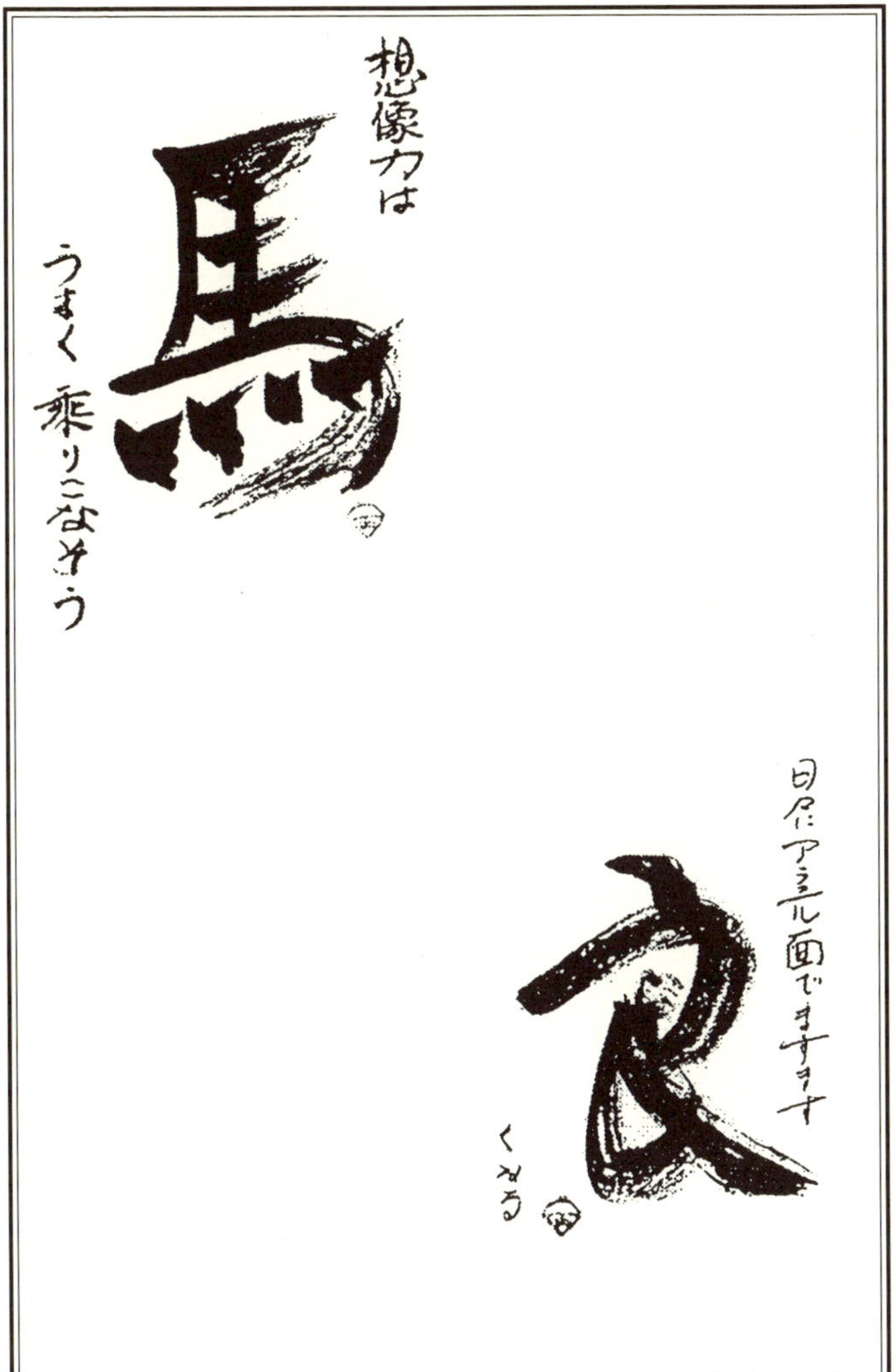
想像力は
馬
うまく
乗りこなそう
日々にアラユル面でますます
くみる

漢字を心身に感じる瞑想法

「漢字、入る」はまさに「感じ、入る」になる、というわけです。進め方は、

① 座姿勢をとります。背筋を伸ばし、肩の力を抜くようにします。瞼を軽く閉じます。両肩を上に挙げ、首をすくめるようにします。次に、両肩の力を一気に抜くように両腕をストンと落とします。数回繰り返します。

② 丹田の中心に意識を置きます。その中心から図のように左まわりに螺旋を次第に大きく描いていきます。その螺旋の動きにあわせ、上半身をはじめ小さく次第、次第に大きく回していきます。回数は九（注）回です。次図のようにS字状に描きながら方向転換をします。

今度は、大きく右回転しながら、丹田の中心に向って九回で描き終わるよう徐々に小さく回していきます。

③ 丹田の中心に戻ったところで、自分が共鳴したい漢字を眉間の当たりにイメージし

ます。漢字の形はもちろん、その意味するイメージも同時に思います。息を鼻から吸います。その時、漢字は眉間から自分の頭の中に吸い込まれていくイメージをします。

次に、吐く息に合わせ、漢字が胸部、腹部、腰部へと順次下降し、丹田まで下ろします。吐く息は、吸う息よりユックリと長くします。吐く息に合わせ字が意味するものを唱えてゆきます。以上を三〜九回位繰り返します。覚醒は、両手で丹田の当たりを軽くポンポンという感じで叩いてから目を開けます。

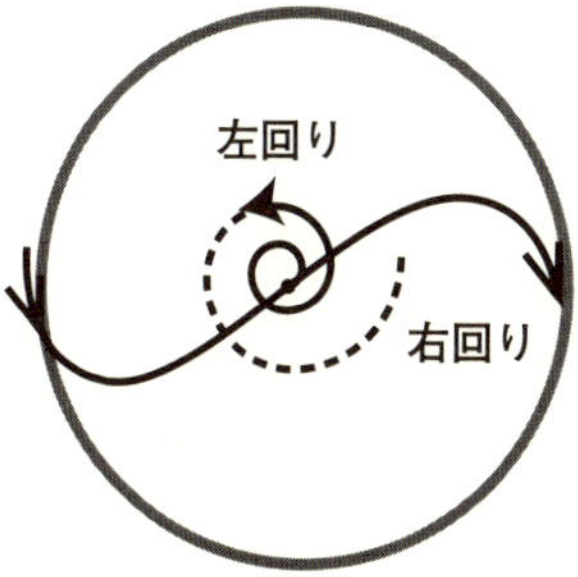

〈注〉ナゼ「九」なのか——自然界のリズムで、宇宙のエネルギー体より出る「気」です。
マクロコスモ（大宇宙）に対し、人間のミクロコスモ（小宇宙）は次のように「九」の倍数で成り立っていることからもわかります。
九×二＝十八（呼吸）　十八×二＝三六（体温）
三六×二＝七二（脈拍）　七二×二＝（自律神経の速度）

龍の〝漢字〟を描き、いい〝感じ〟になって運気を呼び込む

「龍」の字を見てください。この字を書くときと同じ要領で、身体全身で描きつつ、心身に龍の意味するパワーを活かすことを狙いとしたものです。まさに〝漢字〟でよい〝感じ〟を味わうわけです。

まず、龍の字そのものにある意味について紹介します。

仏教では龍神といい、古くから仏伝に現れ、また仏法では、守護の天竜八部衆の一つとされていました。

中国では、神霊視される鱗虫の長で、鳳・麟・亀とともに四瑞の一つ。よく雲を起こし雨を呼ぶという。そのほか、優れた人物の例えとして独眼竜、臥龍ともいわれています。

将棋では飛車の成ったものとして龍王ともいいます。ともかく、龍には、昇天の気があり運気を呼ぶともいわれている縁起のよい字にあやかろうというものです。

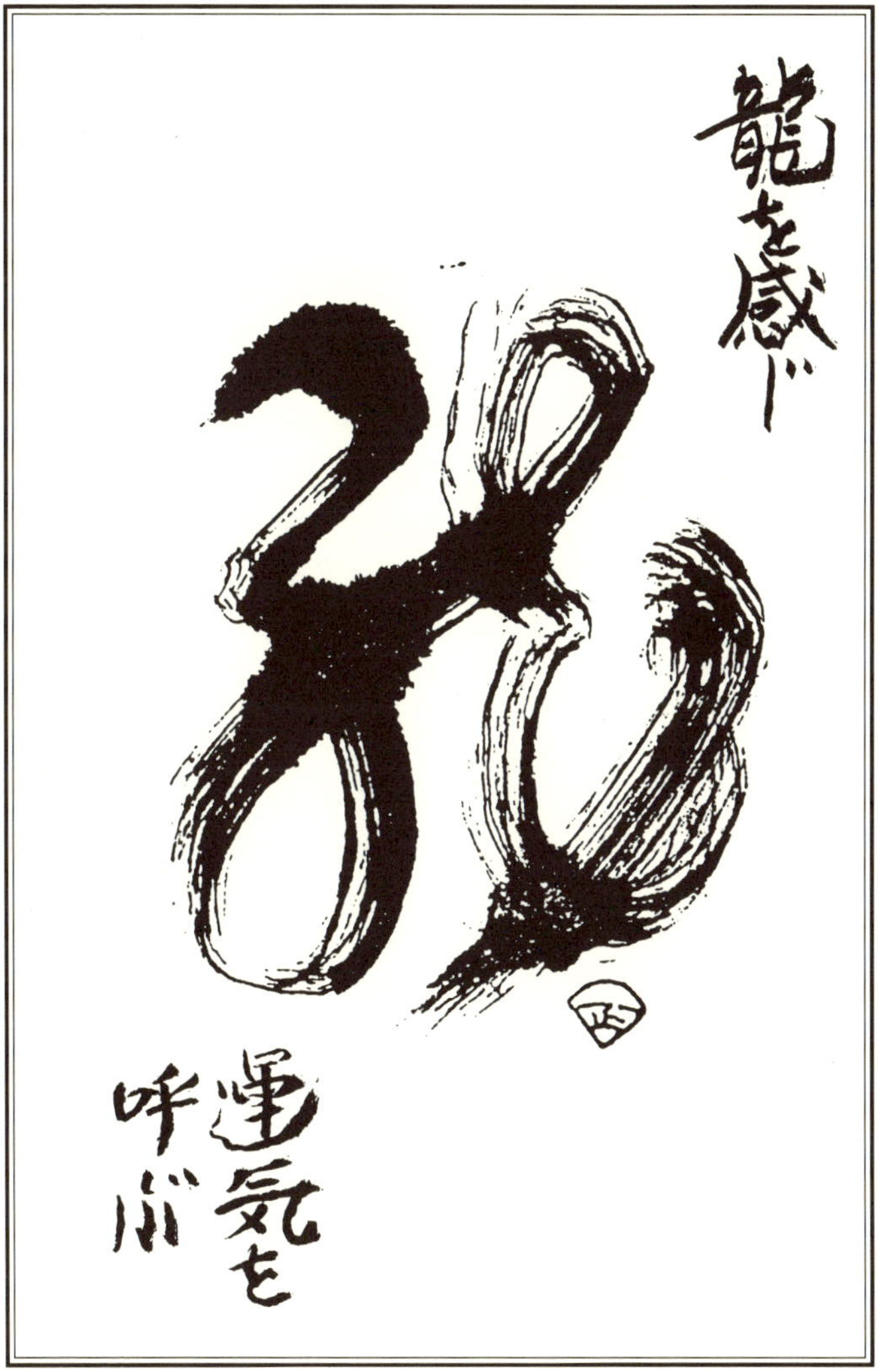
龍を感じ
運気を呼ぶ

得られる効果

①　全身の経絡、及び背骨に働きかけ、気血の円滑な流れを促進し、溌剌とした若さ、元気、健康をもたらす肉体的ゆとりの実現。

②　龍の字に気を注ぎ、描きつつ全身で大空を舞い動くことから、心の豊かさという人間的ゆとりに伴う影響力の開発。

③　龍神の運気を呼び込み、観の転換、自在心の開発を通して、ものの心が分かる精神的ゆとり、の実現に役立つ方法です。

龍になって動く

道家秘伝といわれる「龍遊功」と少し動きに違いがあります。観月環という方の薦める「遊龍功」の動きを活用してみました。

字の書き方は、身体を動かす前に、両手を合わせ、その指先で、目の前に、大きく描いてみるのです。字の見本を見なくても書けるまで練習を試みることです。この練習を試みている時に、両手の動きに合わせて、身体が左右に動き、背骨もクネクネ動いているのに気づかれるはずです。その際の呼吸の要領ですが、両腕が上に挙がってゆく時は、息を吸います。

降ろしながら下げる場合は、息を吐きつつ行います。基本的には、この二つをもとに動いてください。動いている間中は、瞼を閉じていたほうがイメージしやすくなります。

こうして気楽に龍の字に合わせ身体を動かしていると、合わせた両手が右にいった場合は、腰が自然に逆な動きになっているのに気づかれましょう。

姿勢としては立ち姿勢で進めます。息を吐きながら下方に動きがある場合、膝を軽く曲げてください。時間は、五分から十分位で結構です。

なお、この時、先に紹介した片岡慎介先生の『つきを呼ぶ音楽』がピッタリ合います。

(発売元・ビュージック開発研究所、TEL・FAX　〇三―三三二〇―二一五六)

ひと〝言〟のパワーが思いと行動を左右する

「ひと言」の使い方一つで変化する人間模様、恐ろしいといえば恐ろしい。一方、役立つといえば魔法の如く一つの言葉が変化をもたらします。

「言葉は言霊」の再認識が必要

この意味することは、言葉に宿っている不思議な力といいます。古代、その力が働いて言葉通りの事象がもたらされると信じられていたといわれています。

また、我が国は「言霊のさきほうくに」ともいわれていました。〝さきほう〟とは幸ふの意味で、言霊の霊妙な働きによって幸福をもたらす国ということです。

最近では、こうした日本の心も見失われた悪い言霊が、いろいろな悪さをもたらしているのに気づかない状態になっているのではないでしょうか。

ひと
言

で喧嘩して
で仲直り
にお辞儀して
に泣かされた
には心がある

言葉を相対性でみると……

相対性とは、「陰と陽」というかかわりです。表といえば裏、上と下、主因と副因などです。

この視点からみると、〃言葉〃のもう一面は、〃心〃ということになります。その言葉のもう一つに、その心がともなっているのです。

「錨を降ろした」現象に注目

これは神経言語プログラミングという方法では、「アンカーリング」といい、あることと、その時に味わった感情が錨のように降ろされていた。それがある時、「合鍵」のようになりパッとドアが開き、忘れてしまっていたことが誘起されるわけです。

いうなれば、条件反射のようなものです。

思い出し笑いのすすめ

いつ思い出しても、つい笑ってしまうような出来事など、これもアンカーリングの現象です。笑う門には福きたる、と昔からよくいわれています。時々、思い出し笑いをすることも大切なことです。

水の結晶が語る言葉のもつ心

水に対する波動検査で、水の結晶として捕らえることができたという本が出されている。

これは、波動研究の第一人者といわれるＩＨＭ総合研究所長、江本勝氏が『水からの伝言』という著書の世界初の水の結晶写真集です。その中の例をここに引用させていただくと、次のように結晶が同じ模様であった。

まず、バッハがゴールドベルグ氏のために感謝をこめて捧げた曲といわれる有名な「ゴールドベルグ変奏曲」を聞かせた水の結晶と、「ありがとう」という感謝の言葉を投げかけた水の結晶がともに形が似ていたという。「感謝」と「ありがとう」の心を見たといえましょう。

左脳と右脳のかかわりでみると……

もう一つ大脳からみると、言葉や文字は左脳であり、一方、言葉や文字に伴うイメージは右脳の働きといえる。左右両脳の連携刺激はバランスを伴い、これが「思い」や「行動」に大きな影響となって現れてくるわけです。

文字による意味と価値をみつけ、それに伴った字の表現に〝気〟を込めて書いてみました。アンカーリングの合鍵にも相当しましょう。ある文字が快い思いを誘起し、それが行動に伴って、いい感情が生ずることになります。

また、禅でいう「杖コトバ」ともいえます。杖は、自分より一歩先へと進んでくれると同時に、一歩先をチェックしてくれます。

「言葉」「心」「行動」のかかわりから見た「気」の働き

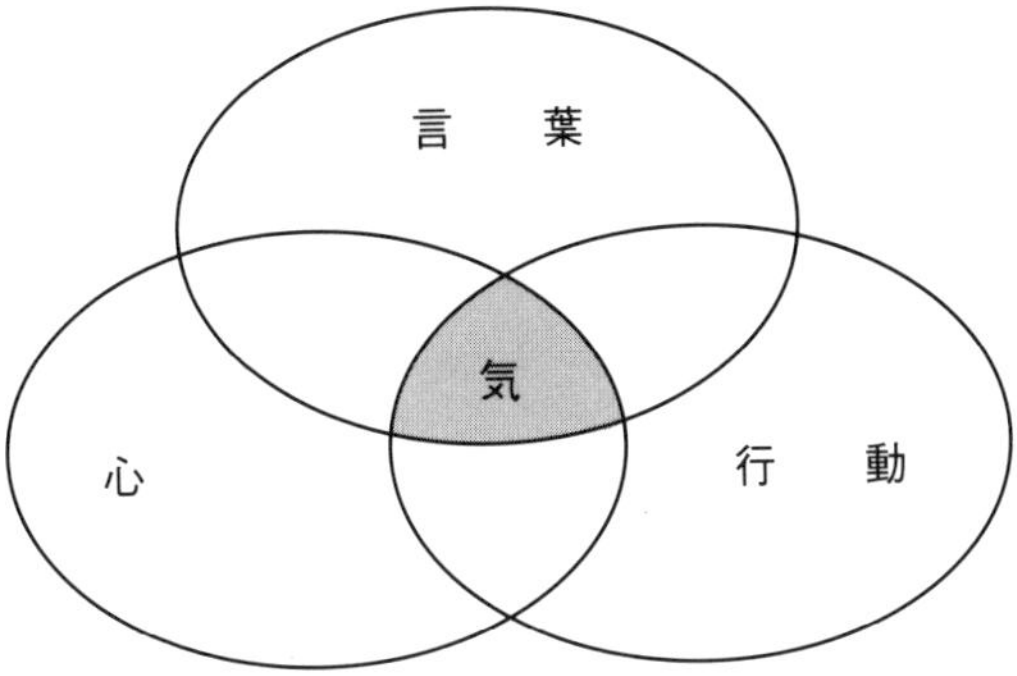

「言葉」と「心」、そして「行動」はそれぞれにかかわりをもっていることを図で示しました。その三つの輪が共通して交わる斜線の部分、ここに気の働きが大きく影響しているということを表現したものです。

「気」を高めることで「言葉」「心」「行動」の変化を促す。また、「言葉」「心」「行動」のあり方が、「気」の働きを左右するものです。日常の立ち居振る舞いに大いに役立てられるものではないでしょうか。

「感謝」と「微笑み」の心はいい気を育てる

「ありがとう」と「感謝」の心を伝えている時の表情は、いい感じの「微笑み」がみられます。言った方も、言われた方も、ともにワクワクと胸の高鳴りを感じます。

気という生命エネルギーが全身にいい気を生み出しているのでしょう。

この「感謝」と「微笑み」を人にはもちろんのこと、かかわるアラユルものに対し、試みることは非常に重要です。

例えば、自分の心身を支えてくれている各内臓、血管、神経などに「ありがとう、お蔭さまで、いい仕事ができました」と微笑みと感謝の気を送ってみることです。

食事の時の「戴きます」も、食材のエネルギーが、私の生き方に貢献してくれる。そのことに「感謝」を込めていっているわけです。

かかわりのあるすべてに「感謝と微笑み」を！

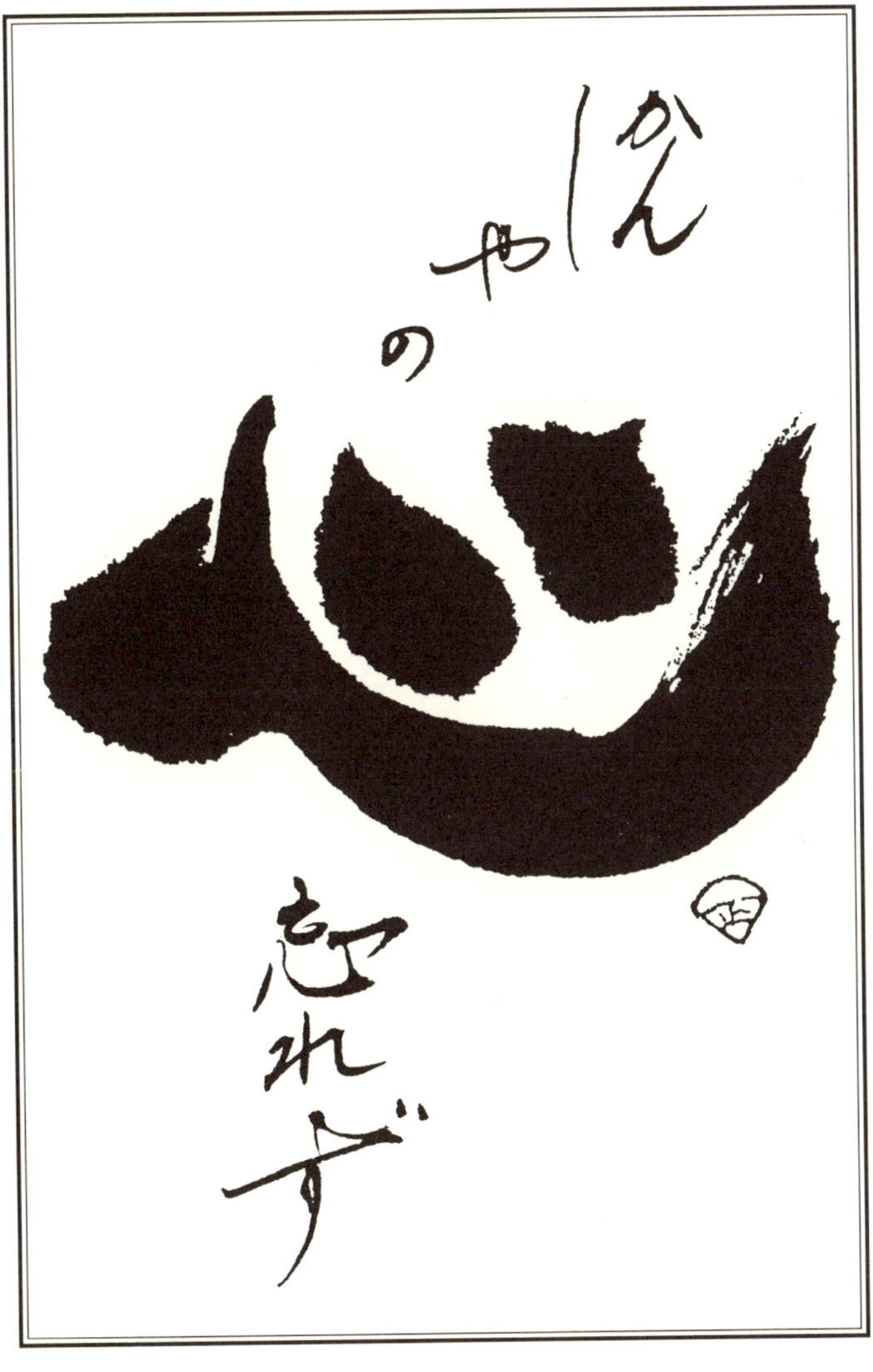
かんしゃの心
忘れず

口の前で合掌すると「願が〝叶う〟」

「叶う」という字は、「口」の前で合掌すると「十」になっているのに気づきます。

漢字の成り立ちを辿ってみると、案外、生き方の質を高めるための意味と価値が発見できます。まず、合掌すると、掌には心包区というリラックスのツボがあり、その刺激で気持ちが落ちついて、α波が生じます。

次に、合掌した両手の指先は、アンテナのような役割を持ちます。気のエネルギーを入れたり、出したりできます。これが全身のリラックス、大脳のα波となり、願い事などを肯定的に宣言する。こうして合掌を日々繰り返す。閃きが起こる。即実践、そして達成へと導かれるのです。朝の太陽に向かって合掌です。

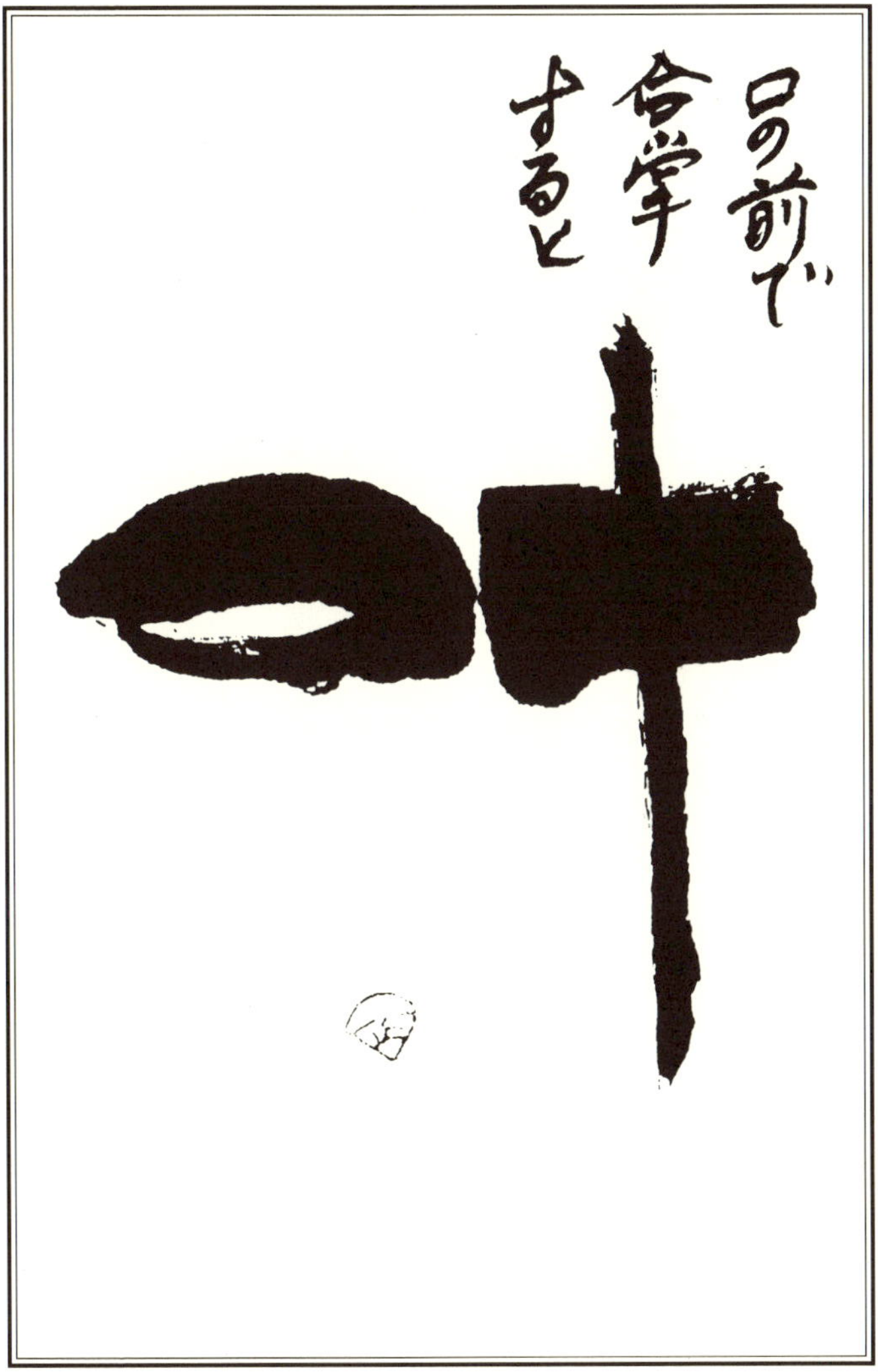
口の前で
合掌
すると
叶

願いを叶える「合掌呼吸法」

① 〝息〟の出し入れで心身の浄化

腰掛けか、座姿勢で行います。瞼を閉じ鼻から静かに息を吐き出します。その際、吐く息にあわせ、ハーと唱えつつ全身の力が抜けていくようイメージします。

② 十分に息を吐き終わったところで、頭頂から天の気が流れ込み、体の中心を通って下丹田まで下ろします。気が体の中を通って行くに従い、身体中に気のエネルギーが充満していくようイメージします。

③ 次に、息を吐く時には「エー」と心の中で唱えながら、身体中に充満した気が全身の皮膚を通して遠心状に、四方八方へと無限に広がっていくとイメージします。以上を何回か繰り返します。

④ 口の前で合掌します。息を吸う時に「合掌した両手の指先に気のエネルギーが流れ込み、腕や胸、お腹を通り下丹田に充満する」とイメージします。

⑤　息を吐く時は、「ホーン」と唱えながら長く静かに吐き出しながら「下丹田に充満した気のエネルギーが、合掌した両手の指先から天に向かって放射されていく」とイメージし、数回繰り返します。

⑥　最後に、合掌したままの姿勢で、自分が実現したいことをイメージします。達成できた時の状態を肯定的に宣言します。

⑦　終了は、両手を「ウーン」と上に伸ばしながら息を吐き出し、両手を胸のあたりまで下ろしつつ息を吸い、胸から丹田にかけては息を吐きつつ下ろします。

以上、合掌した指先はちょうどアンテナのような働きをし、気エネルギーを入れたり、出したりできる役割を果たすわけです。

（注）中国禅密気功では、ノドで発する声の部分を天の梯子といい、ハーは下半身に、エーは全身に、ホーンは宇宙とつながる一字呪文といわれている。

「息」は「心の現れ」、心身のダ・ラ・リをなくす

心が乱れると、息切れしたり、鼻息を荒くしたり、かと思うと溜め息をついたりする。こうして自己を見失わせ、間抜けな野暮人間といわれかねません。

一方、息の整っている人は、呼吸はリズミカルで静か、そして深く、長い。特に息が長く、間がある。これを「粋」な人と俳人、芭蕉が指摘しています。

「息」という字は、〝自分の心〟というかかわりを示していることから分かります。野暮人間は心身のムダ・ムラ・ムリが多く、これを略してダラリといい、なくすことが大切です。

そのためには、無意識の呼吸を意識化することです。頭と胸（感情）を肚で統一する呼吸法です。アーと心の中で唱え、次にウーンと呼気しながらお腹を凹まし、肛門をしめる。後は、お腹をふくらまし、肛門をゆるめ自然に息を吸う。これを三回～九回繰り返します。

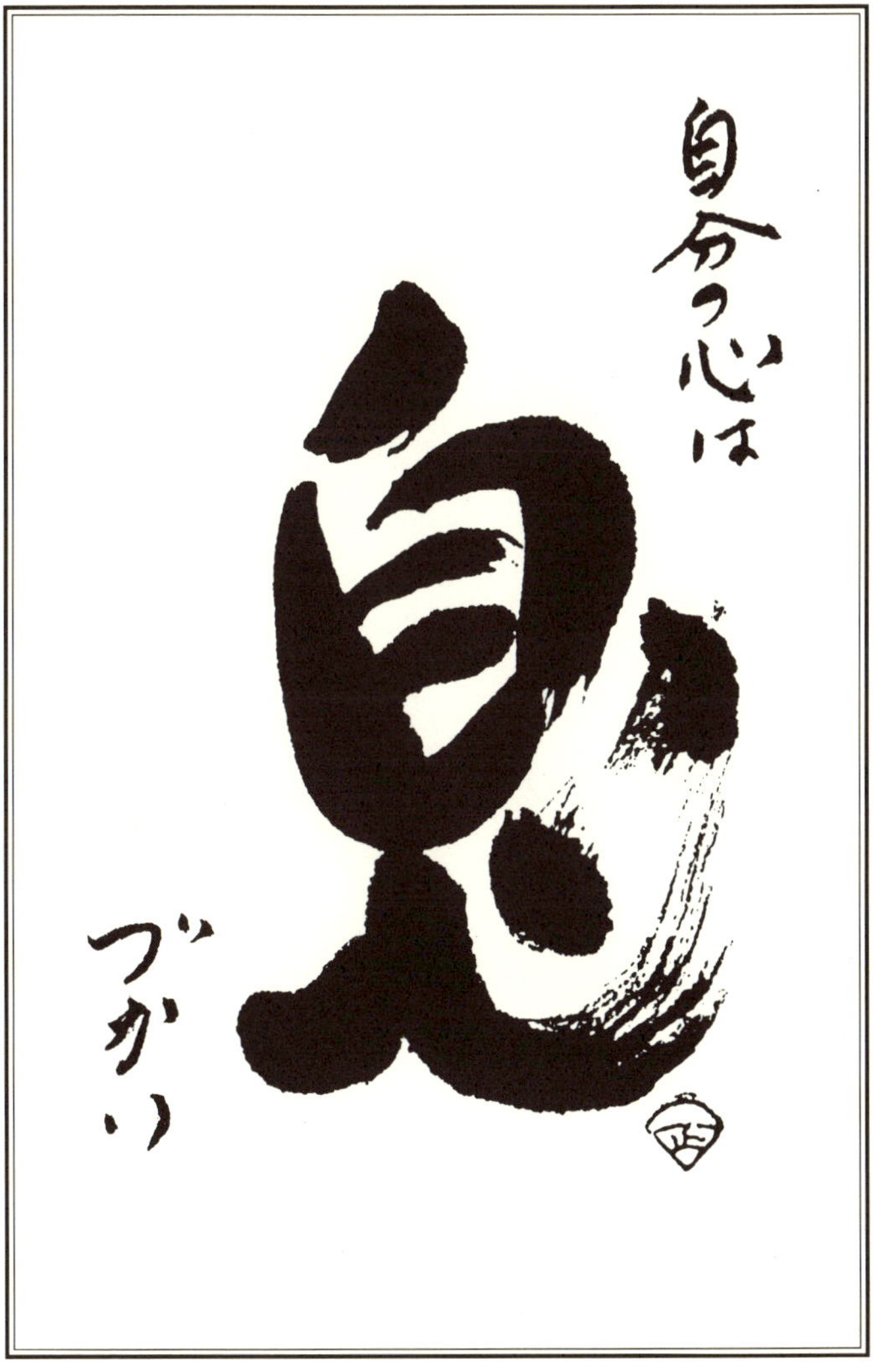
自分の心は
づかい

〝聴く〟ことから〝効く〟「気」の交流が始まる

〝聴〟の字は、耳を王のようにそばだて、十四というさいろいろな自分の経験などのワクグミをなくし、相手と一心同体になれば、内容や心の動きまで共有し相互理解し合えるという「聴く」になります。

〝門構えに耳〟の聞く、では隙間からスイスイと通り抜ける「聞き置く」になってしまいます。

これに対し「聴く」の方は、相手がどのような感情や気持ち、欲望をもっていった言葉なのか受け止めたその気持ちを、自分の言葉で相手に「今あなたのいわれたことをこのように受けとめました」と尋ね、聴くのです。

これをフィードバックといい話し手の表情、言葉の抑揚などすべてに気を配り、相手が今感じているように、自分も感じているという聴き方で、気を感ずることと同じ要領です。

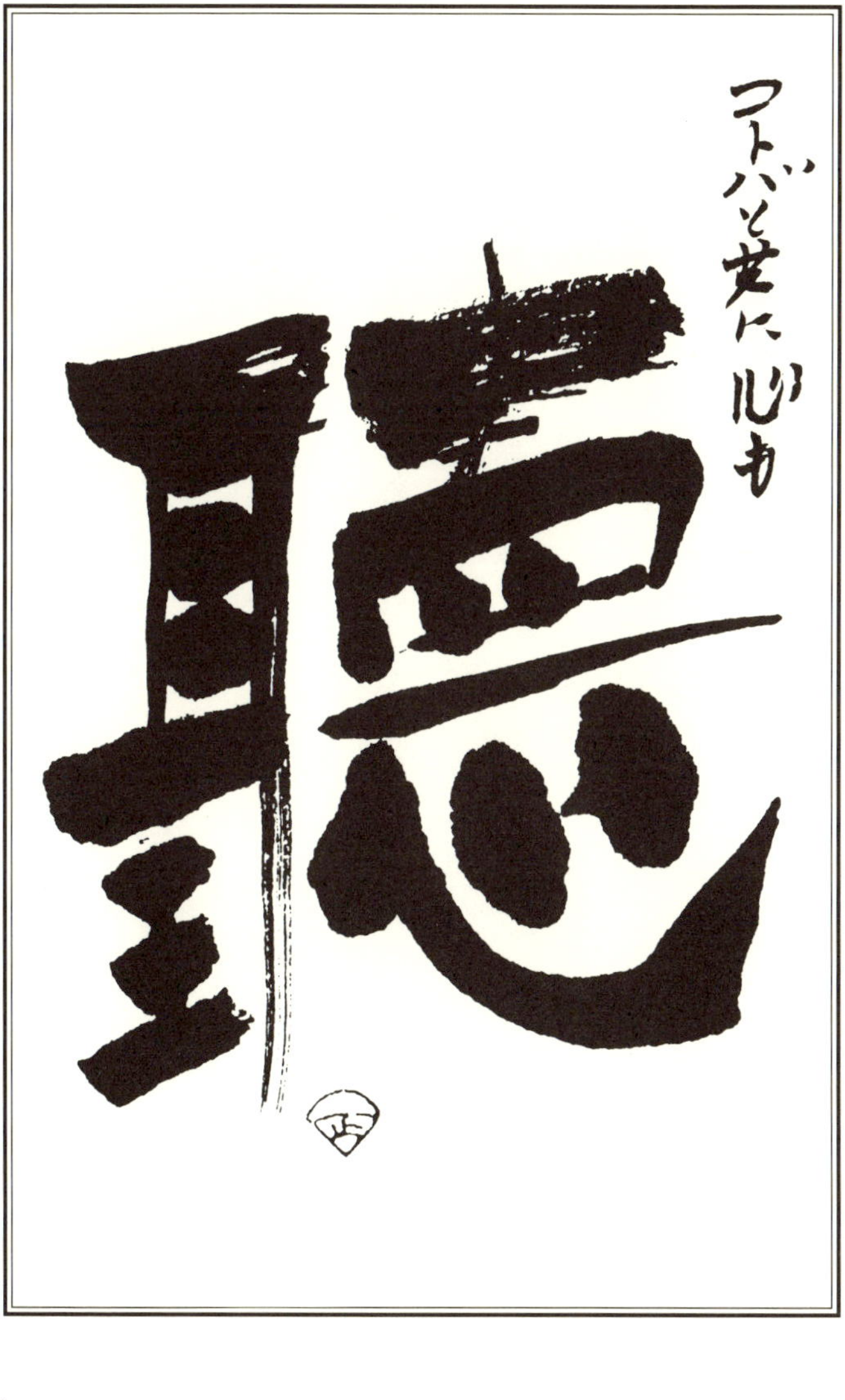
コトバと声に心も
聴

あの人、輝いている！

このようにいわれる人とは……。

栄冠に輝いたり、希望に燃えているなど、立派で華々しく見える人、生き生きとして見える人たちを「輝く人」といいますね。

一般的には、オーラが出ているといわれます。表現を変えれば〝気が高く現れている〟ことで、このような人を「気高い人」というのです。では「光の輝き」からイメージされる現象を思うままに指摘してみましょう。

虹、開放、明るい、希望、溌剌、笑顔、太陽、恵み、豊か、活力、生き生き、などなど輝いている人をまとめると、「力強さ」を通して溌剌とした元気、若さ、健康という『肉体的ゆとり』。「豊かさ」という『人間的ゆとり』。「観の転換」により物の心が分かる、『精神的ゆとり』が考えられます。

こうした輝ける人の印象の三要因が「生き方の質を高める」ことになるのです。

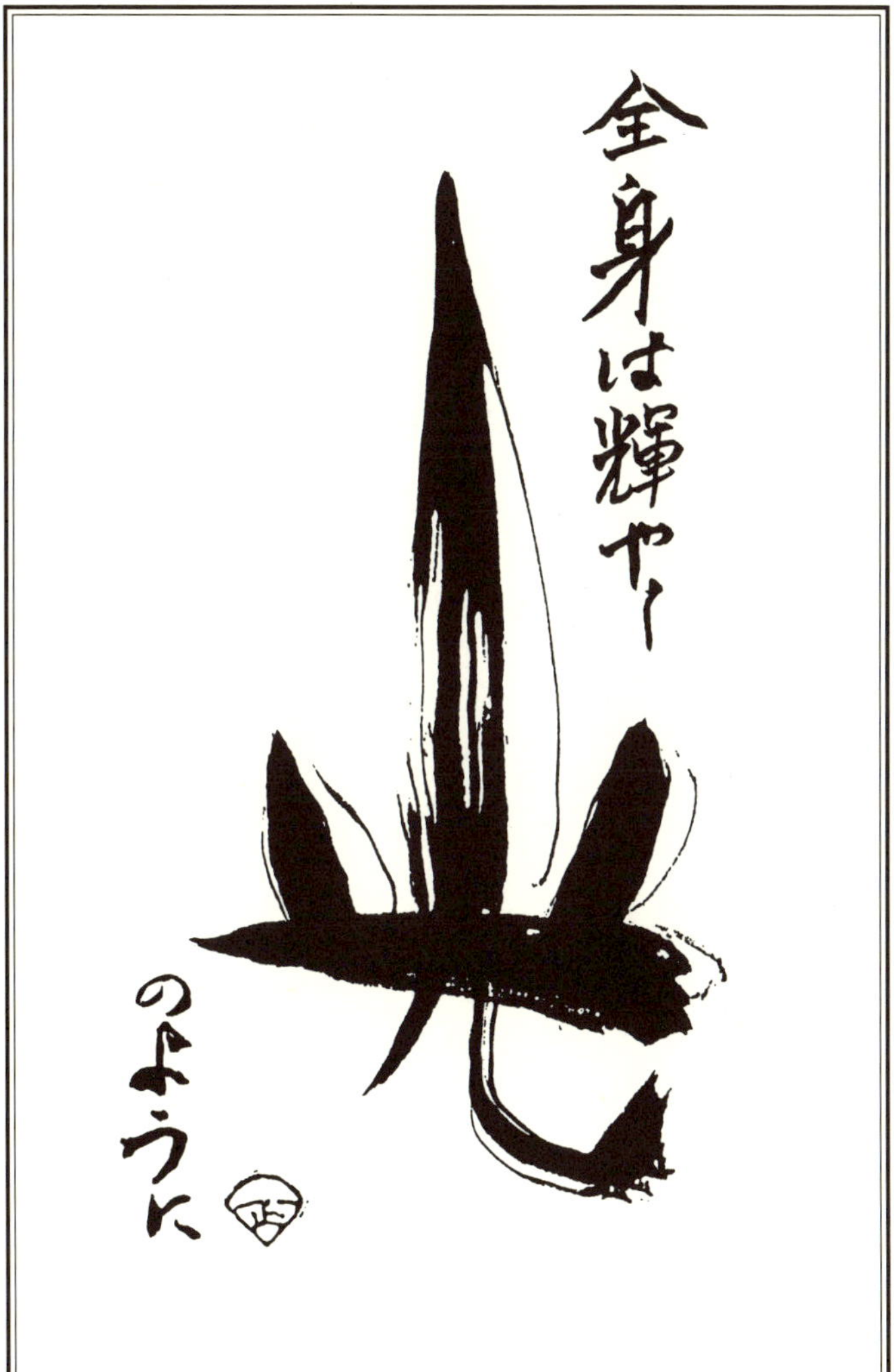
全身は輝やし
光
のように

輝く人は、意味と価値を見出している

気高い人は波動も高いので、感じて動くという感動に優れています。すると、見慣れたものからでも、見慣れた以外の新しい意味と価値を引き出せるのです。

朝露が太陽の光を受けて輝いている。これをただ何気なくみている。これが「気のない人」といえます。気のある波動の高い人は、その光の中に七つある光のほとばしりをみたとたん「アッ、コレダ！」という感じで意味と価値を摑みとるのです。

四方八方に〝ほとばしる輝く光〟その中に〝ピカーッと光る潤いの心〟そして露が自分に語りかけてきたという〝響き合い〟を生かそう、と受けとめるのです。

これを大本（ハイヤーセルフ）の自分が、目覚めたからできたといえるのではないでしょうか。それが「光」の影響といえます。

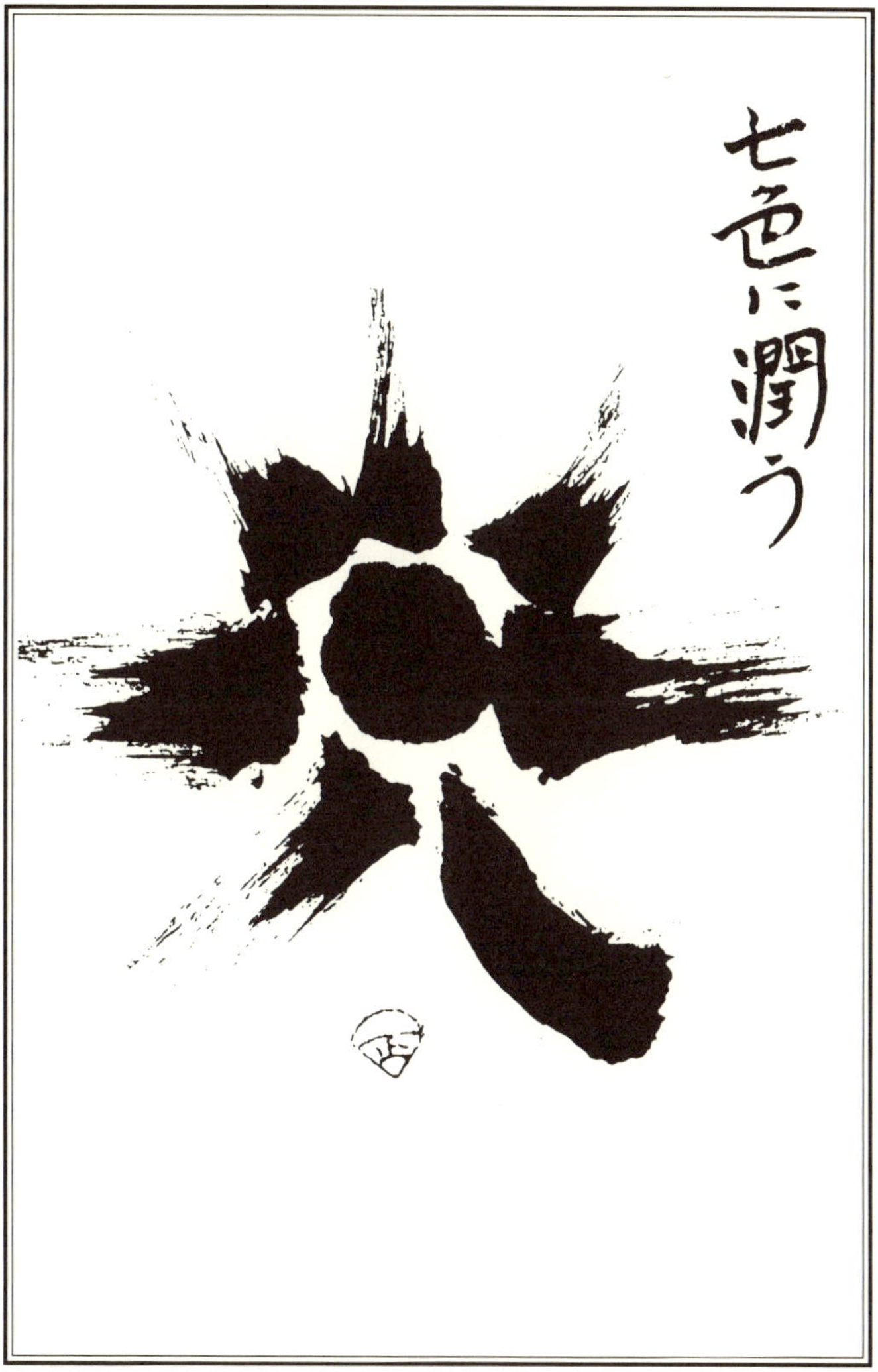
七色に潤う

「今日」というアナの中の「今」というアナを活かして
アナどれない人生を生きる詩

今日は多くのアナの集合した「アナ」。
顔を洗ったり、食事をしたり、歩行したり、電車に乗ったり、人と話したりなどなど、こうした日々の移り変わりの中で犬さえワンと鳴いてパターンと倒れてしまうワンパターン人生やっていませんか？　そこで提案。

ムダに過ごしているアナに気を入れ、行動してみるのだ
表現をかえれば今まで隠れて見えなかった一面に「光」を当ててみたら……
今まで見えなかったものが見えてくる
アナどれない気楽な気の楽しみ方を楽しんでみる

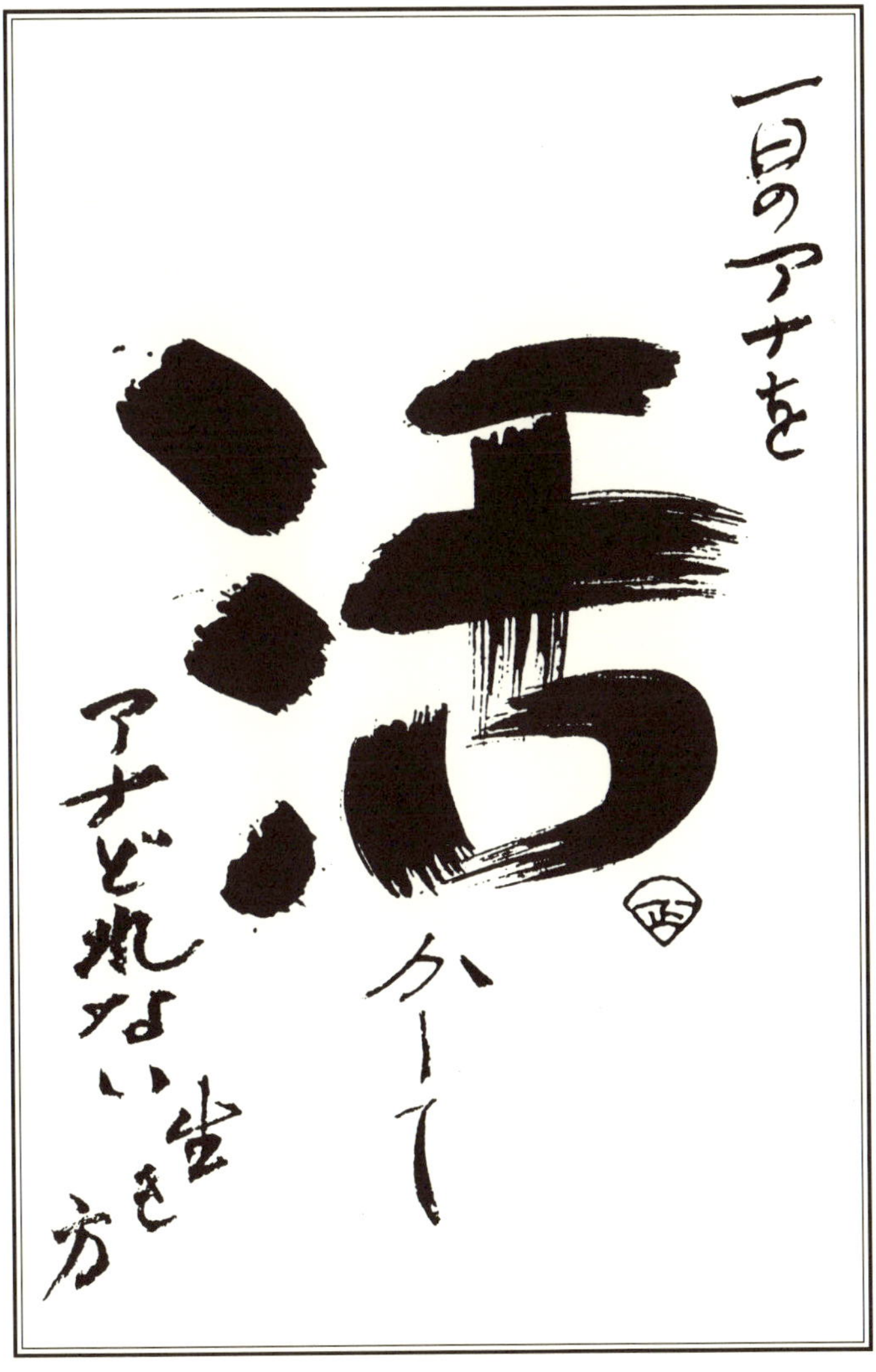
一日のアナを
活かして
アナどれない生き方

力強く、豊かに、自在に生きるユトリを導く光ある身にする

「早起きは、三文の得」の活用の仕方を紹介してみましょう。

まず留意すべきことは、早朝の太陽の光からは、高速に放射される電子やイオン、さらにもっと細かいサイ粒子などが命を育む素になっているのではないでしょうか。ご来光のスガスガしさの原因は、サイ粒子を含んだ光にあるのでしょう。

そこで、「全身輝く光に満たされて」と心の中で唱えつつ朝の太陽に向かいます。両手の指で環を作り、その環を通して光を額から入れ腹部に降ろします。その腹部から光は全身に拡がり、光輝く自分をイメージします。

その際、まず息を吐き出してから、息を腹部に降ろすようにイメージしながら息を吸い込みつつ太陽光を額から入れます。次に息を吐きつつ腹部に降ろすのです。

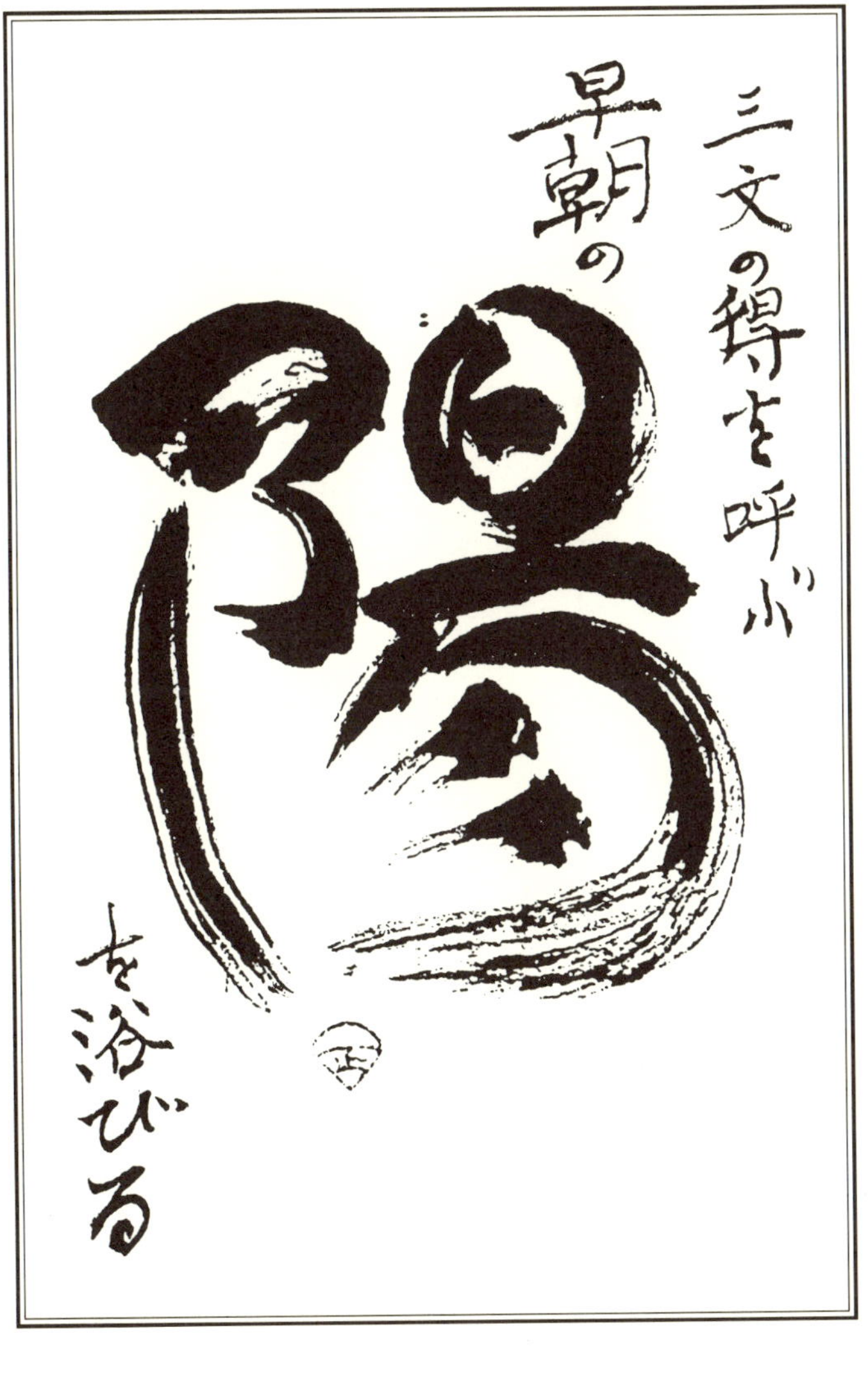
三文の得を呼ぶ
早朝の陽を浴びる

太陽洗顔法でアナどれない生き方のコツを摑む

ただなんとなく顔を洗ってはいませんか？　この世にただ一回の招待をうけた限られた人生、何事にも、意味と価値を見つけ活用してみてはいかがでしょう。

洗顔は、朝どなたでもします。その際に役立つイメージをしてみるのです。今日一日の始まりに肯定の扉をひらくのです。それは、顔を洗いながら「私の全身は太陽のように輝いている」と心の中で唱え、繰り返します。洗い終わったら、顔を拭き「あーサッパリした」

そして鏡に写る自分をみながらニッコリと微笑み「今日も新しい意味と価値を摑もう」と宣言するのです。

これを日々繰り返すことで、自分にとってさらに、大きな意味と価値をもたらします。それは「太陽」という言葉です。一つの杖言葉として呪文のように、いざというとき唱えて転換できるのです。

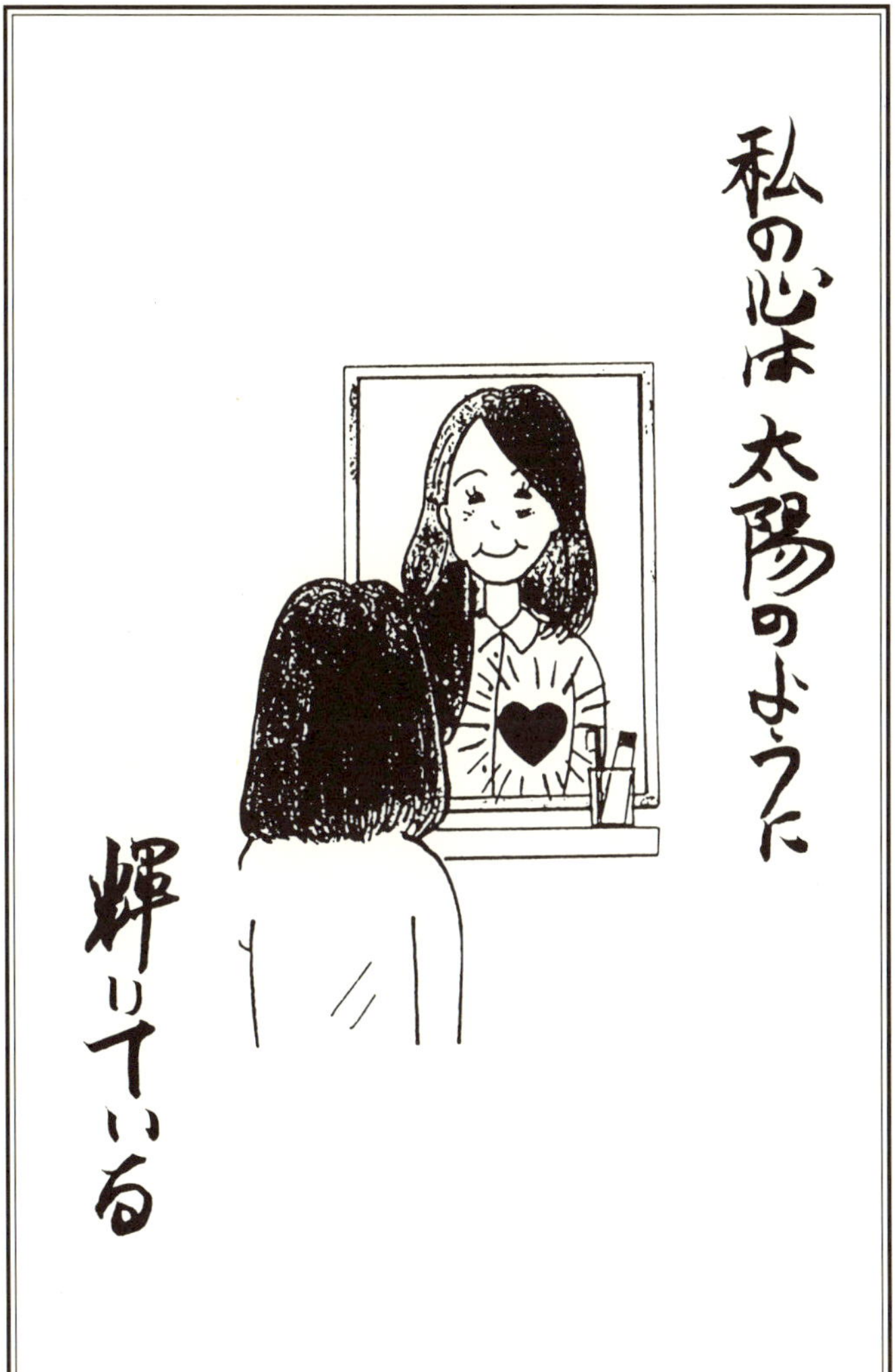
私の心は 太陽のように
輝りている

バックボーンに光を灯し、全身に響かす

腰掛け姿勢をとります。両手は両脇にダランと垂らし、軽く息を吐き出します。次に息を吸いながら両手を左右から持ち上げます。肩の辺りから両手の先を天に向け「ホーン」と唱えつ息を吐き、挙げていきます。

そして「光」をイメージし、その「光」を浴びるようにしながら両手で全身を覆いかぶせるようにしつつユックリと長く「ハー」と唱えながら吐いてゆきます。

以上を三～六回、繰り返します。次、「光」の字をイメージで書き、それを頭の頂「百会」というツボから入れ、大脳を通り、脊椎に入れます。その際、頚椎七つの一つずつにイルミネーションのように「光」を点灯しつつ胸椎十二個、腰椎五個そして仙骨、尾骨と脊椎全部に「光」を灯します。さらに全身に「光」を広げ、「光」に包まれるのです。

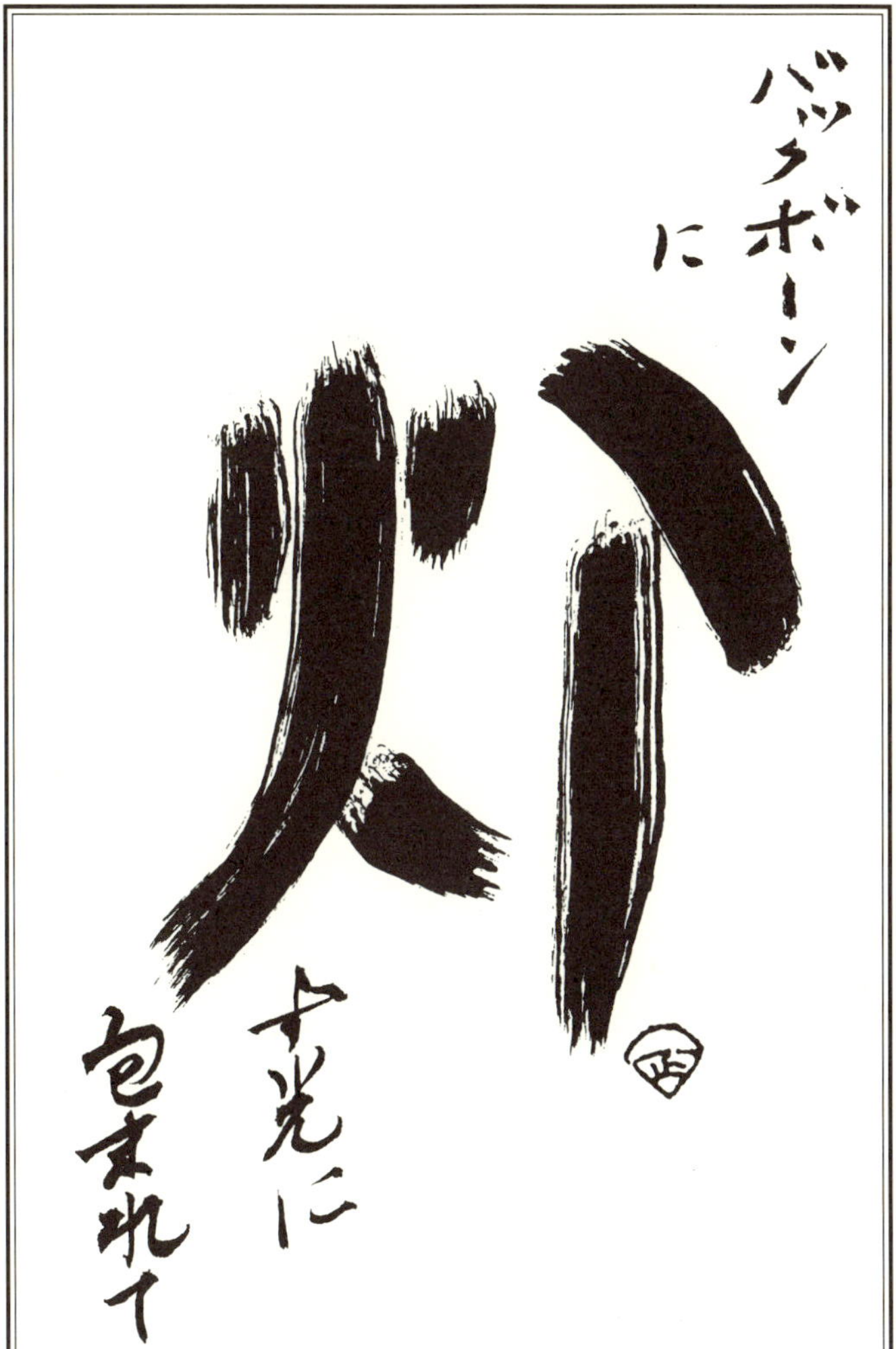
バックボーンに
灯
寸光に包まれて

未来に乾杯できる〝今〟のあり方

「案ずるより生むが易し」とは、よく聞く言葉です。ところがいつまでも過去に引きずり回されていたり、未来についてどうなるのか分からない。なのに勝手にダメと決めつけてしまう。これをムダなエネルギーの浪費というのです。

こうして不安や恐れが今の動きにブレーキをかけている。チャンスはこの時に遠く手の届かない所にいってしまっているのです。「勿体ない」かぎりです。

只今という〝今〟には、恐れや不安などないはずです。しかも、今この時の「思い」は、原因となって後に影響します。

そうです、明日を左右するのは、只今という〝今〟に対する心の置き所にあります。

未来に乾杯できるのは、〝今ここ〟のかかわりにあります。「こうしちゃおれん」と、一声、発車オーライ

今

「ここ」には
恐れも
不安も
ない

アナを活かした拾い読みの効用

気楽な拾い読みから拾い物

「何となく日々を過ごしていますか」。これは法律には触れませんが、罪に等しいと思います。本なり、雑誌に自分の気を注ぎます。「私にとって必要なことが語りかけてくる」と話しかけるのです。そこでいつでも、どこでもちょっとした時間を活用して、気の赴くまま本のページを開くのです。

するとフッとチャンネルを合わせたように目に飛び込んできた部分、要するにチャンネルが合った時のように、気になり、気が向いた部分を拾い読みしていくのです。存外ある文章からヒントという拾い物が得られる。

それから重要なことは、すぐメモすることです。でないと、後で思い出せず、メモ当てられないことになります。

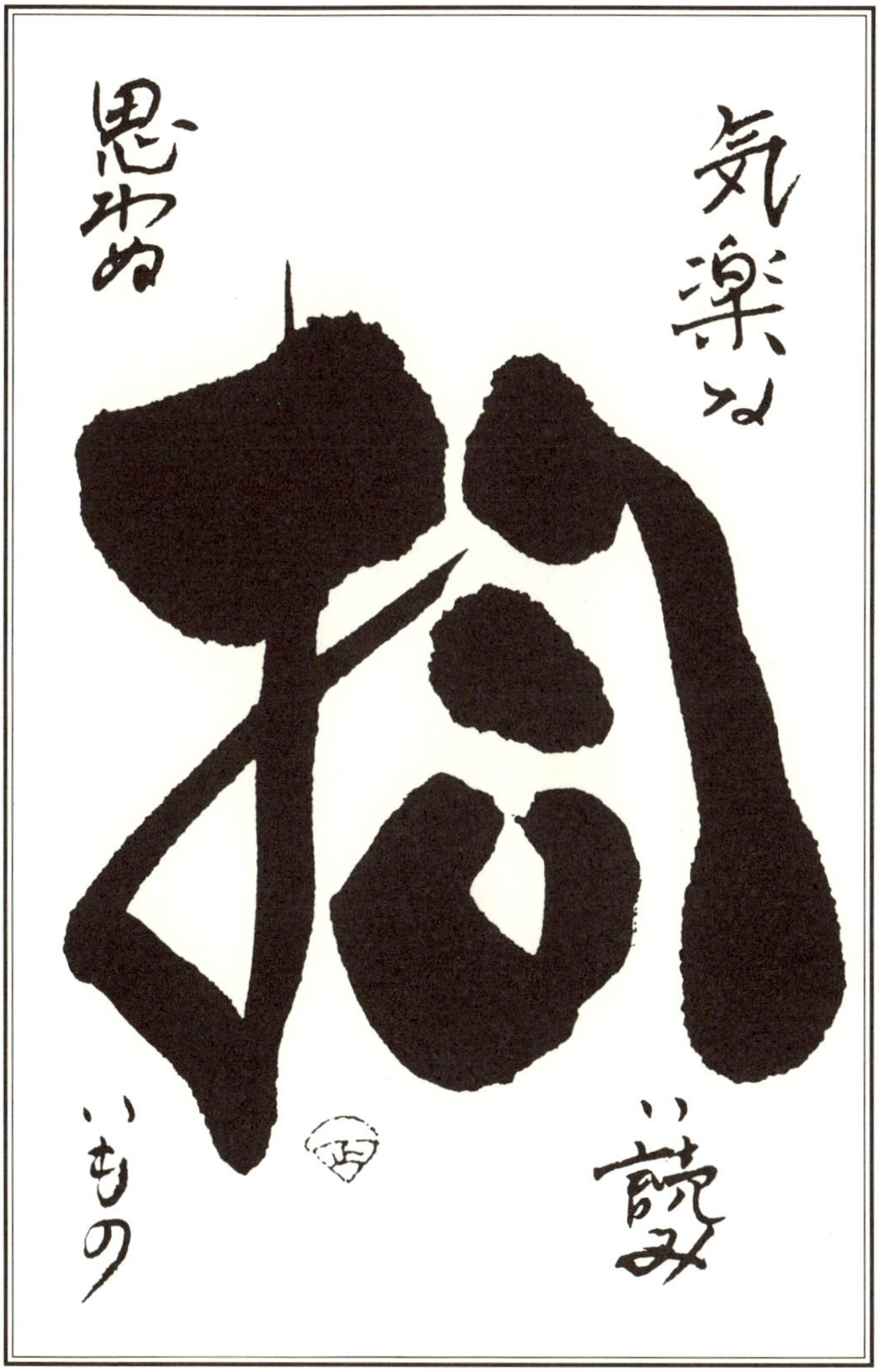
気楽な
いい読み
思わぬ
いもの

何事も向こうからは歩いてこない

「何かいいことないかな」と手を組む。かと思うと足を組んだまま「そのうち」「そのうち」といって、時がいたずらに過ぎている「待ち」の姿勢はダメ。これじゃ運から見放されてしまう。それに気づかない。そして「いずれ時がきたら」と思っている。いずれ来る時とは「あーあの時やっておけば……」の悔いの時です。

失敗したって、いいじゃないか。「人生とは実験」なのです。「良かった点は」「悪かった点は」「それはなぜっ」。すると「あっそうか」と気づく。次「ならばこうしてみよう」と手繰り寄せてみる。こうして一歩前進すればよい。

アチコチ脇目をふらず、本気になって取り組むんだね。「やるっきゃない」さ。

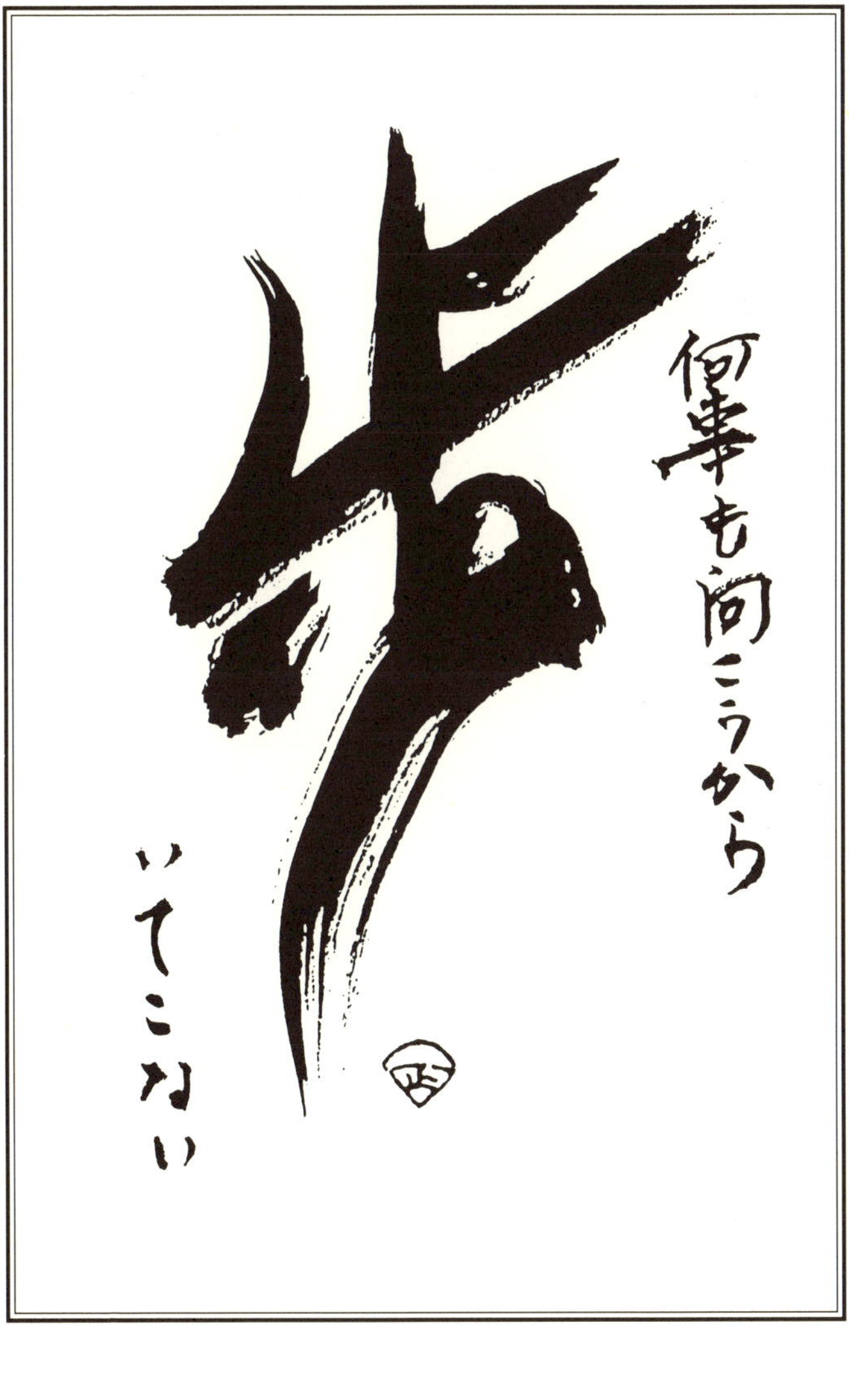
何事も向こうから
歩
いてこない

可能性を信じ、求めて「その気」になれば道は開く

折角この世に生を受けた、たった一回限りの人生じゃないですか。やる、となったら「一気に、その気になって取り組むこと」

相撲のことで記憶に残っている勝負がある。それは、十三連勝と向かうところ敵なしの強さを誇っていた横綱、曙を見事土俵上に転がした若乃花の談話がある。

「九〇％は勝てないと思った。後の残りの一〇％にかけた。ダメで元々、気では負けない」と。この少しでもある一〇％に気を入れたんですよ。

こうして「その気になれば」「気を揉まず」「気に病まず」「気後れせずに」「気がこもり」「気が乗って」「気がついたら」できちゃった。

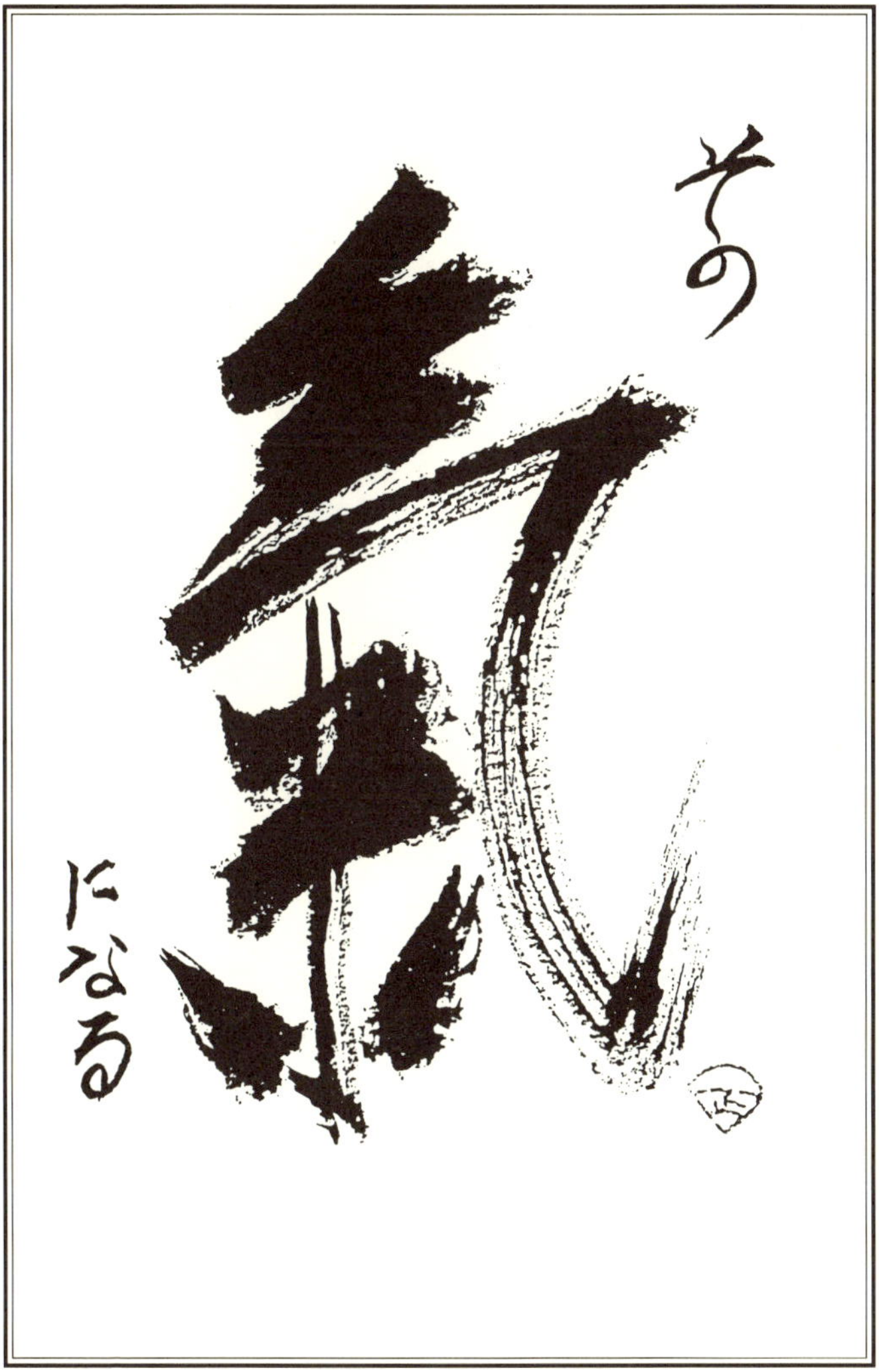
その
氣
になる

「楽しい」かの如く思いながら〝笑い〟の呼吸法

〝楽しい〟と現実感をもって思っていると結果的に〝楽しく〟なってくるってこと知っている？　実はこれ「行動優先の原則」というのです。試みに「面白い、ハッ、ハッ、ハッ」と声を出しながら笑うんです。そのうちホントにおかしくなってくるものです。

こうした現象を生かして、次のように、笑った時の呼吸を活用してみる方法を紹介してみましょう。

笑いの時のように「ハッハッハー」と息を吐きながら、身体を前に倒すようにしてみるのです。すると、「ハッ、ハッ、ハッ」という吐く息に合わせ腹筋に力が加わる呼吸ができます。一つの丹田呼吸法といえます。吐き終わったら、後は自然に、スーッと息が吸い込まれます。この吸う息に合わせながら上体を起こします。十二回繰り返したら、三回位、ユックリと深呼吸をする。これを三回繰り返します。

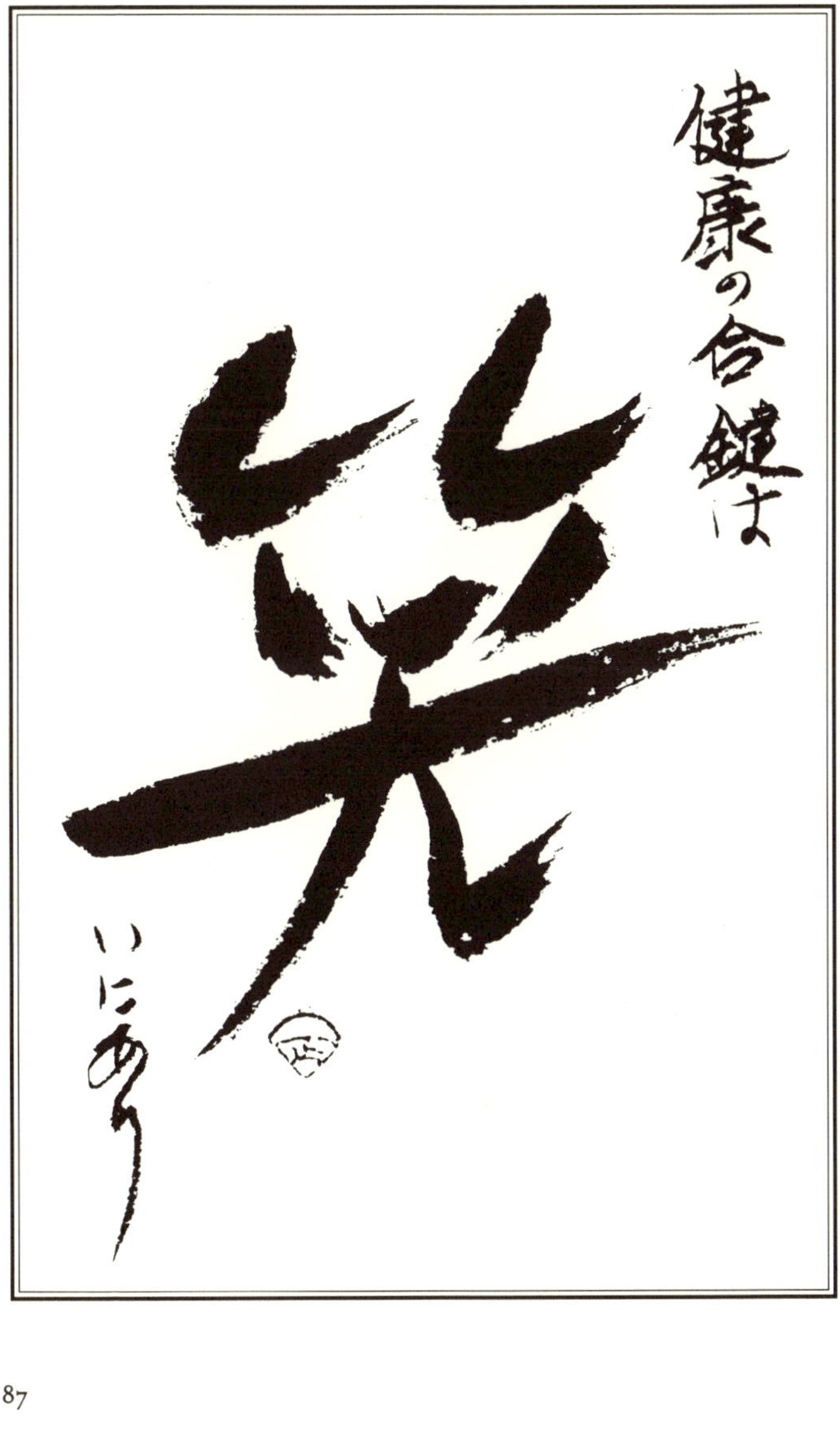
健康の合鍵は
笑

「面白い」かの如く〝動いてごらん〟

呼吸の原則、それは字の通り、息を吐き出したら、息は自然に入ってくるのです。「出入口」とはいいますが「入出口」とはいいません。こうした呼吸のコツを日常の生き方に活用するコツにすればいいのです。

それが「まず動く」こと、やってみなければ結果は出ないのです。ただその際、留意したいことは、やっても成果が出なければゼロと同じことになります。それは「要するに、やればいいんだろう」などと、いやいや動くその結果は、ゼロに等しくなります。

ところが「こんなことをやらせるからさ」と人のせいにしがちです。これは、人間本来働く生命のエネルギーをムダに浪費しているだけです。そこで有効な活用のコツとして「面白いかの如く動いてみる」のです。

結果は見ての通りと、楽しめます。

雷いかの如く
動
いてごらん

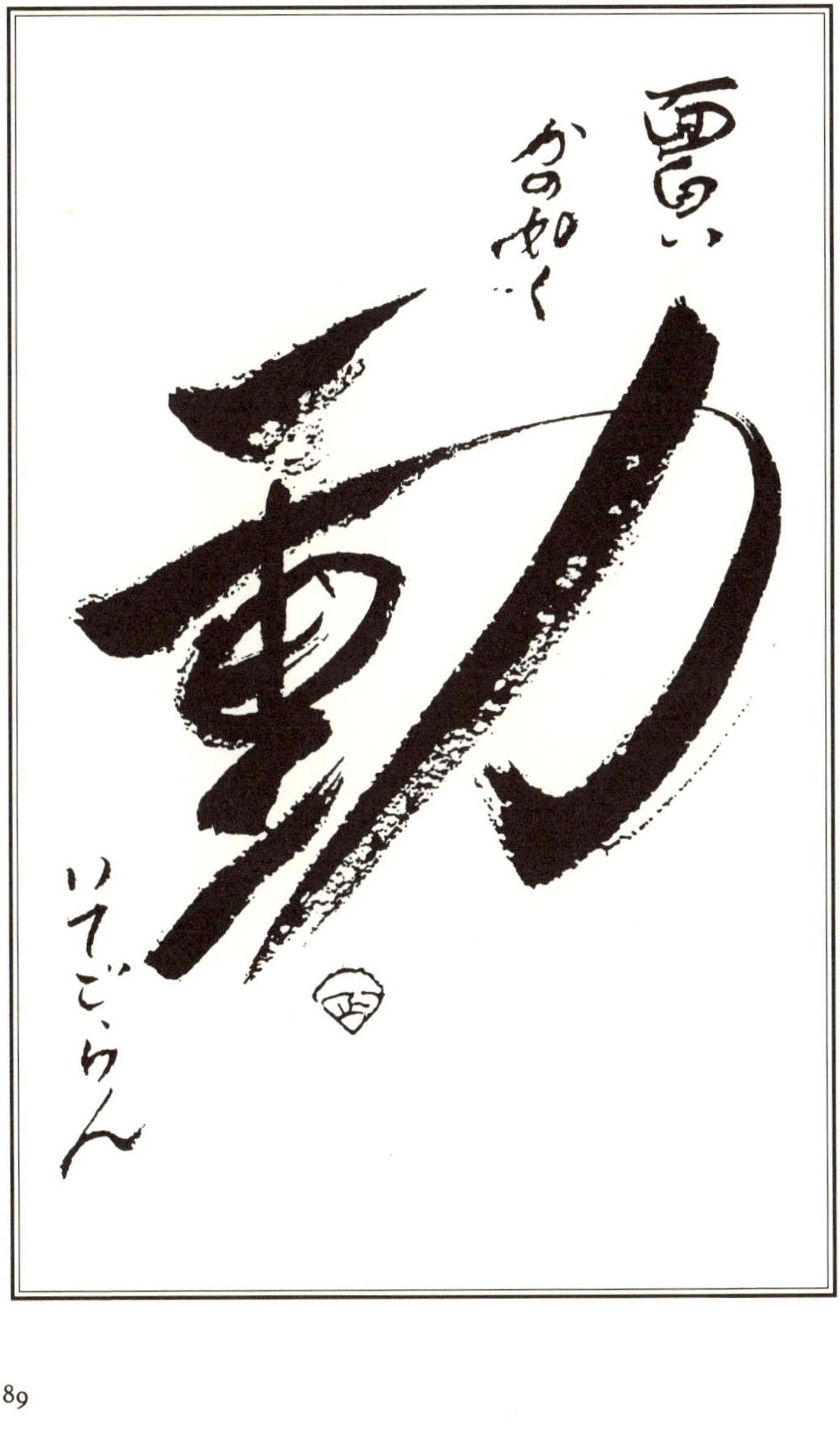

人から好かれるには、人を好きになること

「存在」は〝かかわり〟から成り立ち、かつ〝不完全〟なのです。すると「不完全同志のかかわり」にある。それが人とのあり方の前提です。だから、お互い「知らないから見よう、聴こう」の態度で接し合うよう心がけたらいかがと問題を投げかけたい。

「補い合い」または「補い愛」ということです。「愛語よく回天の力あり」と、中世の名僧といわれる道元が喝破しています。

これは「愛心より起こる」ということです。

そして美しい言葉も、美しい心、美しい生活を基盤とすることなしには、いえないということになります。

ポイントは「補い愛」「補い合い」という〝謙虚さ〟にあります。これが双方に「新しい意味と価値」を見つけ合える喜びをもたらしてくれるのです。

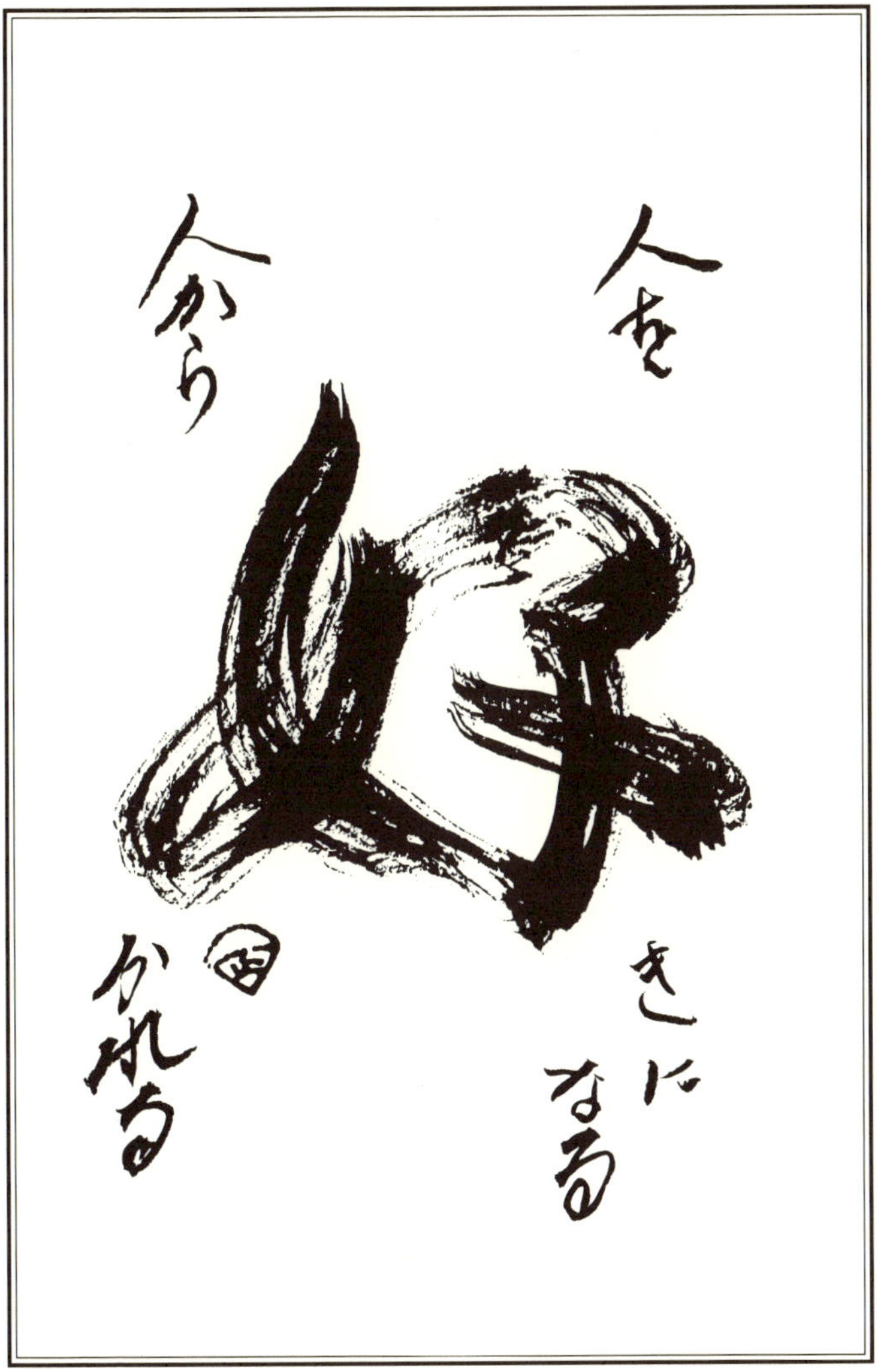
人を好きになる
人から好かれる

力を抜けば力が出る

「ダラン」と肩の力を抜けば……。頑固に自分の考えを立て通す。こういう人は、肩がいかついて、意地を張っている。これを片意地を張っているといいます。大脳への気血の流れは滞り、生体リズムは狂います。呼吸も乱れ、浅くなってしまいます。

そして抜いてはいけない腹の力が抜けます。ところが肩の力を抜けば、腹に力が入りやすくなるのです。

そこでまず、首をすくめるようにして両肩を上に挙げます。次「ダラン」という感じで両肩をストンと落とします。片意地がなくなり楽になるわけです。

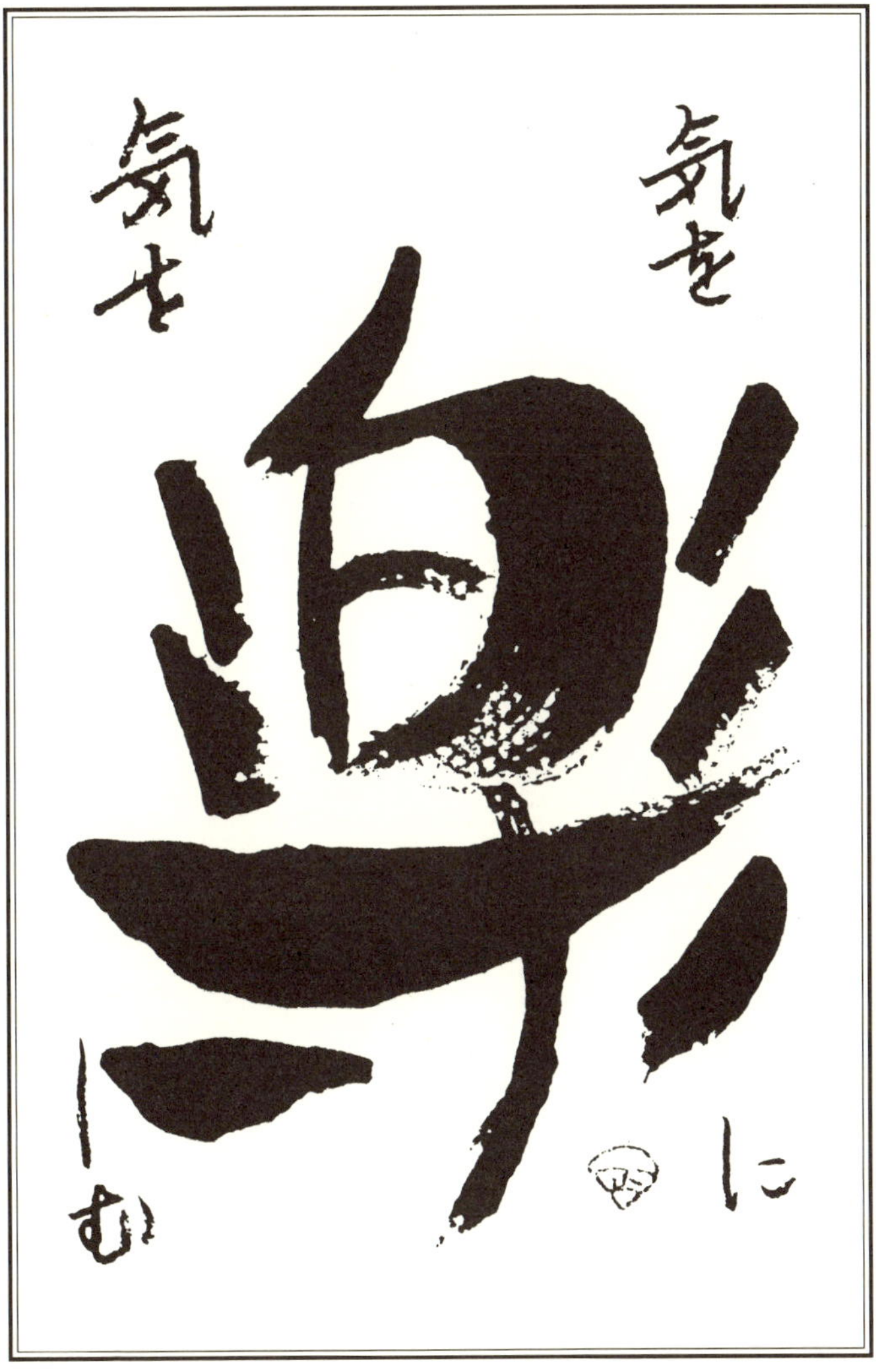
気を楽に
気を楽しむ

「ボーッ」と〝今ここ〟に〝意〟を留めよう

これは、前記の「ダラン」の後に続けて唱えます。ただ誤解を招かないようにしていただくのは、ボケーッ、という意味ではありません。〝今ここ〟というところに重要な意味があるのです。

歌人として知られる九条武子さんの有名な歌があります。

見ずや君　明日は散りなん　花だにも　命をかけて　この時を咲く

全力を傾けて、この今という瞬間を生きてゆく姿です。「ゆとり」ある生き方の質を高められるのは、この〝今ここ〟にあるのではないか。右顧左眄しないことです。

「ハーッ」と息を吐き、地に足をつけよう

この「ハーッ」という一字呪文を唱えて両手のひらを下方の地中深く意識しながら、降ろします。その際、ちょうど、両手で毬《まり》をついているような感じです。両手のひらの真ん中になる労宮のツボと足の裏、八の字に湧泉というツボがあります。その両方のツボを結ぶように気の毬つきを「ハーッ」「ハーッ」と呼気しながら毬の気をついてごらんなさい。

これが丹田作りに貢献、頭と胸（感情）を肚で統一できる基本となります。

以上をまとめると、

「ダラン」と力を抜いて、

「ボーッ」と〝今ここ〟に意を留め、

「ハー」と息吐きつつ地に足つけば、結果を出せる始まりの力が出る。

運気を切り換える詩

「過去」は戻らない　なのに「とらわれて」いる
『思い切って』みたら
未だ来ぬ「未来」に　「取り越し苦労」している
『割り切って』みたら
「今日」を生きるとき　ふと「迷う」
「Aにせんか、Bにせんか」と　そしたら「A」にする
と『踏み切って』みる
「こうしちゃおれん、エイッ」と
『フッ切って』みる
気が楽になり　元々ある気が　発気し
運気が切り換えられる

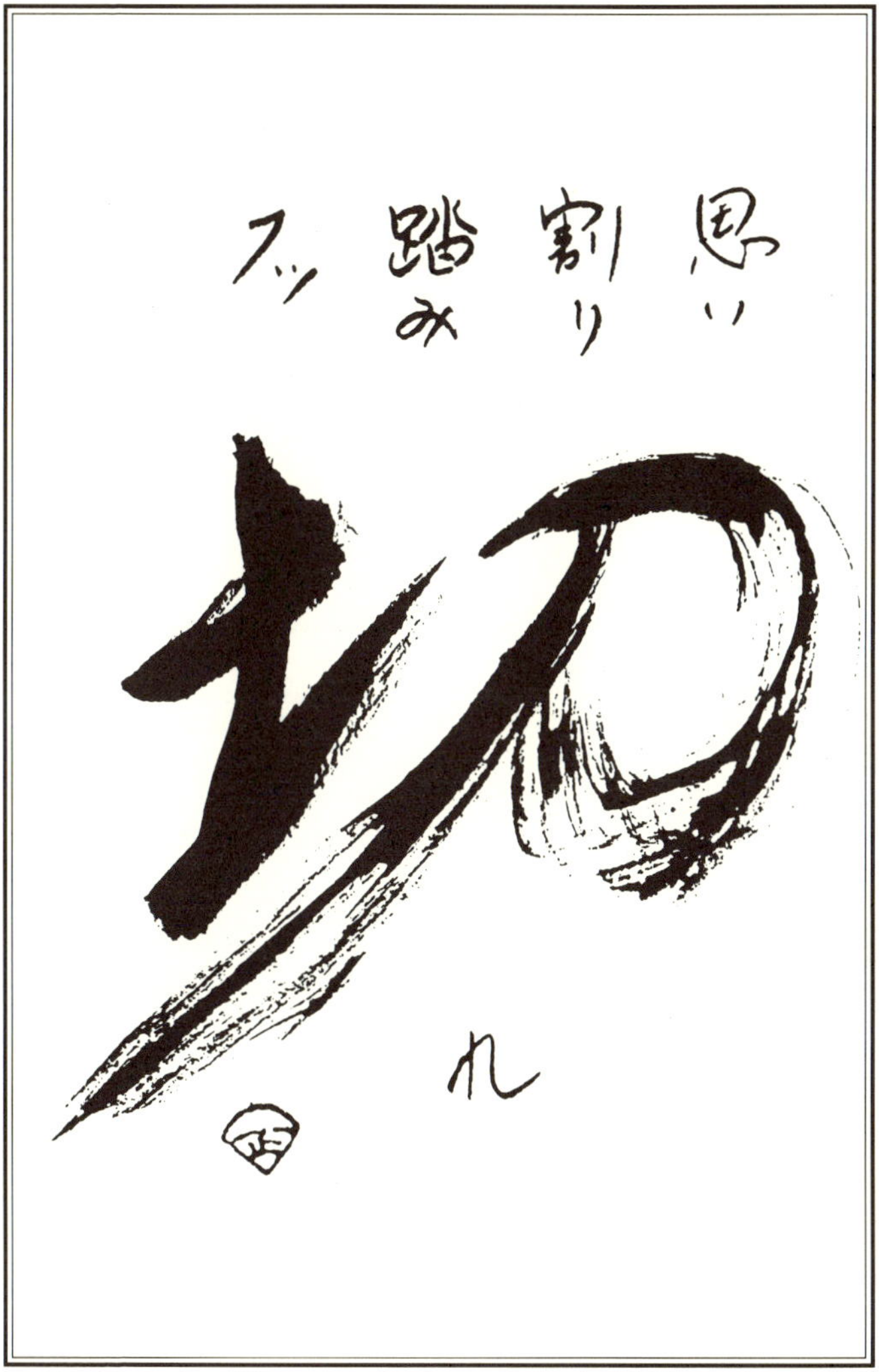
思い
割り
踏み
フッ
切
れ

「気」で切れ味を高めて〝運気〟を呼び込む

躊躇したり、迷ったり、コダワリ、にとらわれたり、していることは気の拡散であり気の凝り固まりであったりして、いい気運が消え失せる元凶です。

今までの流れを変えて、いい気を運び込むための切り変え方を紹介してみましょう。

素早く決断する五原則

① 「〜しよう」としたら『踏み切れ』

② 「迷い」がでたら『割り切れ』

③ 「コダワリ」がでたら『思い切れ』

④ そして思いっきり『フッ切れ』

⑤ 最後に「エイッ」と気合を入れよ

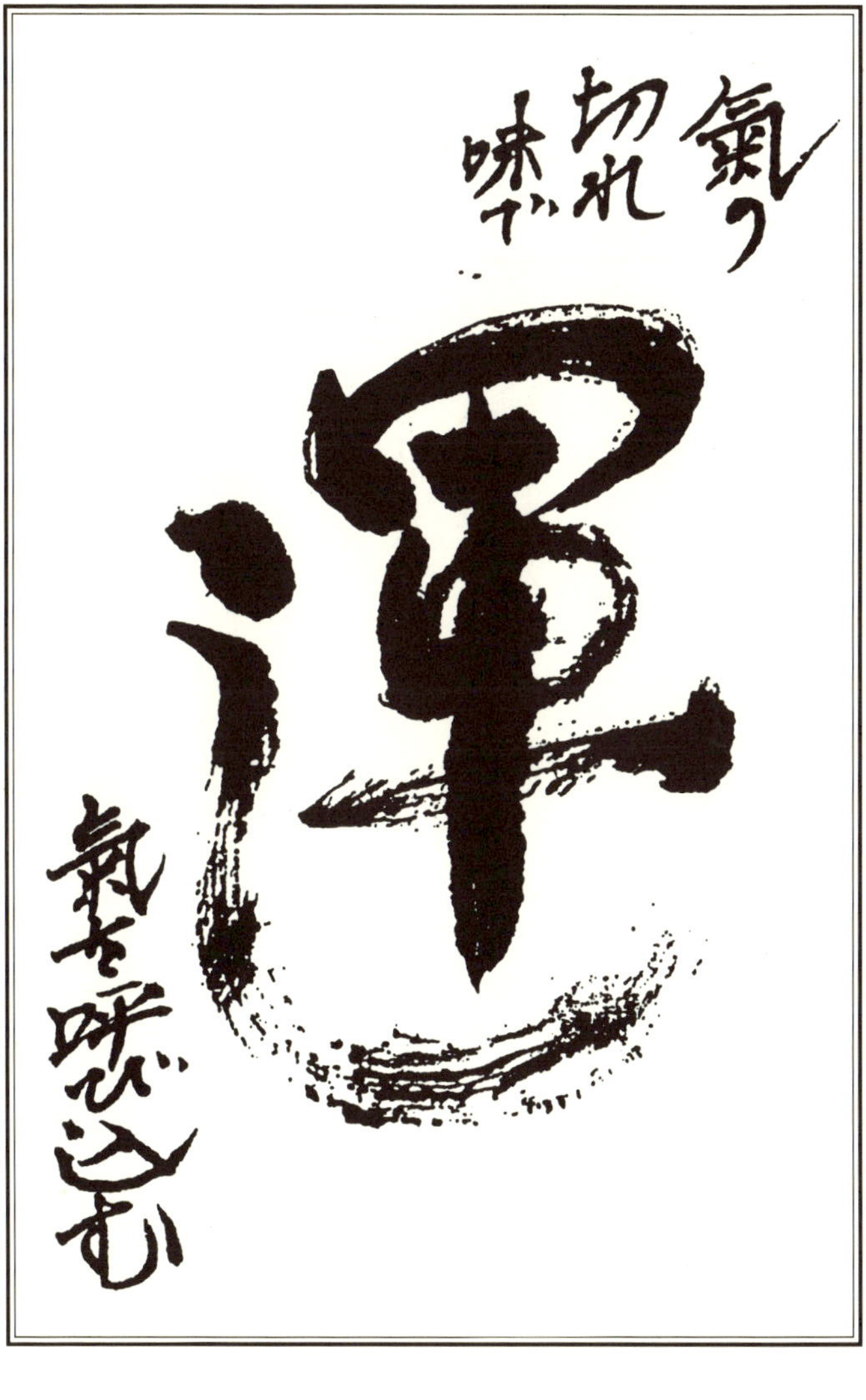
氣の切れ味だ
運
氣を呼び込む

五芒星で切る

前述の五原則を五芒星を活用して、九字を切るような方法でスッキリ決めようというわけです。

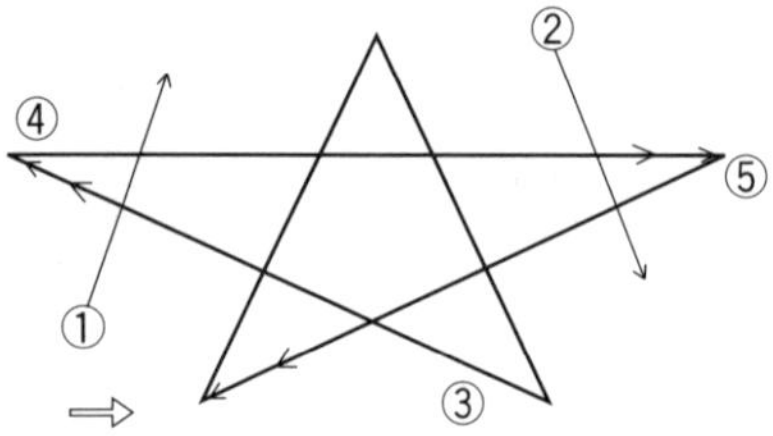

「五芒星」とは、この自然界において五という数は生命体を表し動きと力と智慧のシンボルとなっています。上図のように五つの頂点は人間の五体、五感を表しています。この形には黄金分割（安定した美観を与える比とされる）が備わり、力を与える形状といわれているものです。

この形は密教、修験道や西洋魔術においても共通で、魔を払ったり、場を浄化したり、パワーを発揮することに使用されています。

切る方法

両足を肩幅に開きます。膝は爪先から出ないように軽く曲げます。左手を腰に当てます。右手の人指し指と中指を伸ばします。そして五原則の順序に従い、一語、一語ハッキリと発声しながら図の順序に従い、目の前に大きく書いてゆきます。先ず、①の↓印のところから矢印↓の方向に向かって『踏み切れ』と発声します。

次ぎ②から斜め下方向に矢印↓に沿って『割り切れ』、③は↓印に沿って斜め左上側に『思い切れ』、④は左から右へ真横に運びながら『フッ切れ』、⑤は左下方に向け、最初の出発点↓迄『エイッ』と気合を込めながら斜めに切り下ろす。

同じ要領で、二回繰り返すのを原則とします。

こんなことでうまくできるのかな、などと否定的な考えは持たないこと。確信をもって最後の「エイッ」は気合を入れるように斜めに振って止めるのです。

潜在能力に似た「空」の気を活かす

「空」を見上げて何に気づく？　息詰まるような息苦しさから、ホッとした『開放感』といったものを感じ、気づいた方もおられましょう。さらに「空」からの思いを展開してみましょう。『無限』『悠久』『宇宙』などなど量り知れないパワーを感じますね。

そういえば「空」をみつめていると大きな大きな『鏡』ともいえそうです。ということは『鑑』として役立つ意味と価値を摑む必要があるようです。

かと思うと、こんな大きな大きな懐に抱き包み入れられる『包容』の重要性にも気づかされる。仏典では、一切の事物を包容してその存在を妨げないこととしています。

ともかく『広大無辺』です。「空」を登って登って行ったらどこに辿り着くんだろうか。無限な『潜在能力』の存在を承認せざるを得ません。その開発のために役立つ気功を工夫してみました。

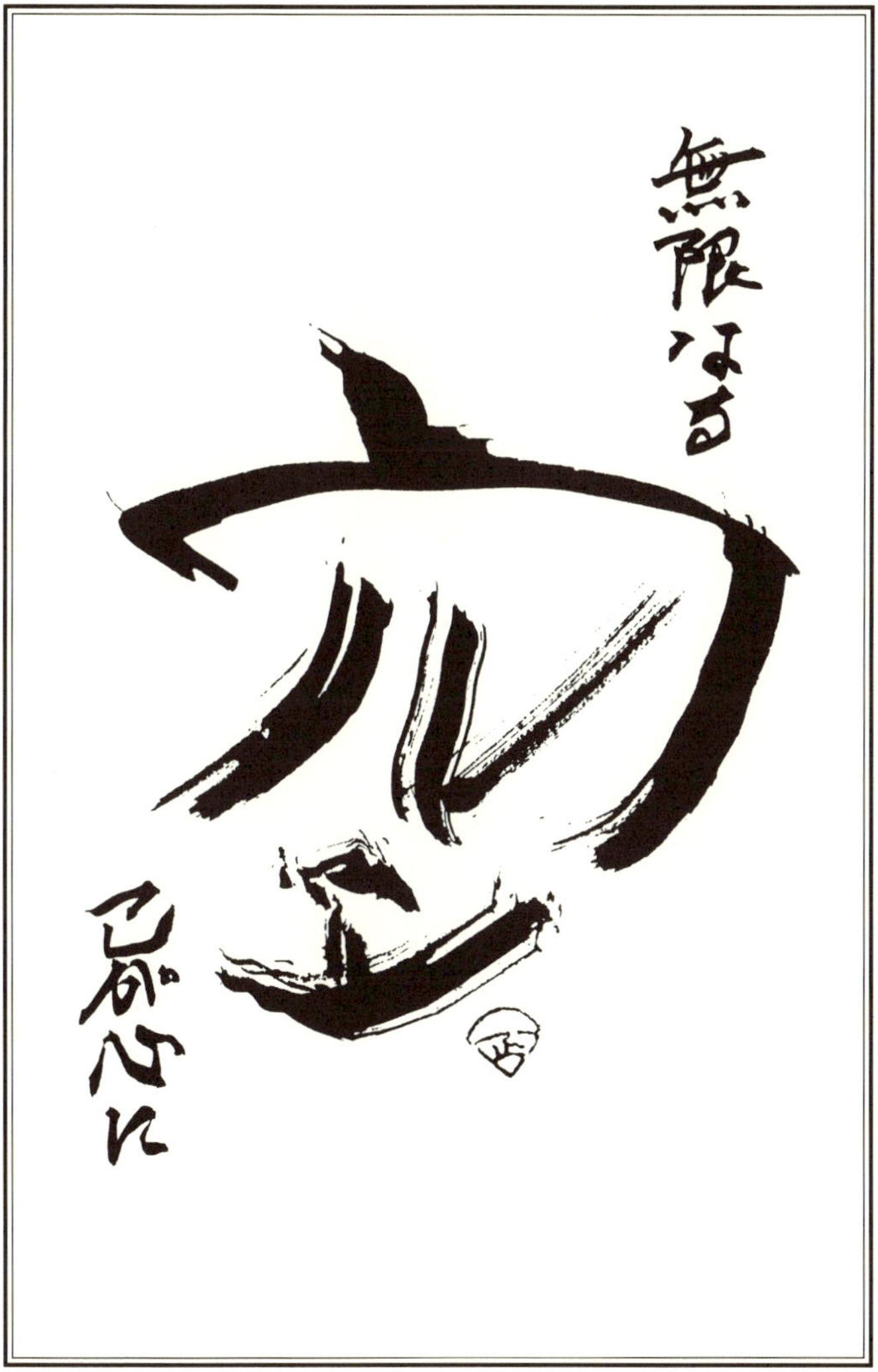
無限なる
空
己が心に

無限なる「空」を己が心に満たす

明治天皇の御製を活用してみることを考えました。その御製は、

あさみどり　すみわたりたる大空の　広きを己が心ともがな

というものです。

この御製そのものの意味合いと、体の運び方を合わせ、無限にして広大な心を我が心と体に入れ、潜在能力を発揮できるよう目指したわけです。

天空気功の進め方

① 肩幅に両足を開きます。その時、両足はハの字型に開かないで平行にします。膝の力を抜き少し曲げます。その際、爪先より先に膝頭は出ないこと。両腕は肩の力を抜き、ダランと垂らします。

② 地深くに宿るマグマのエネルギーを両手の平に乗せたと想像し、両手の平をそれぞれ腰の辺りまで地の気を乗せたまま上げる。

天空気功

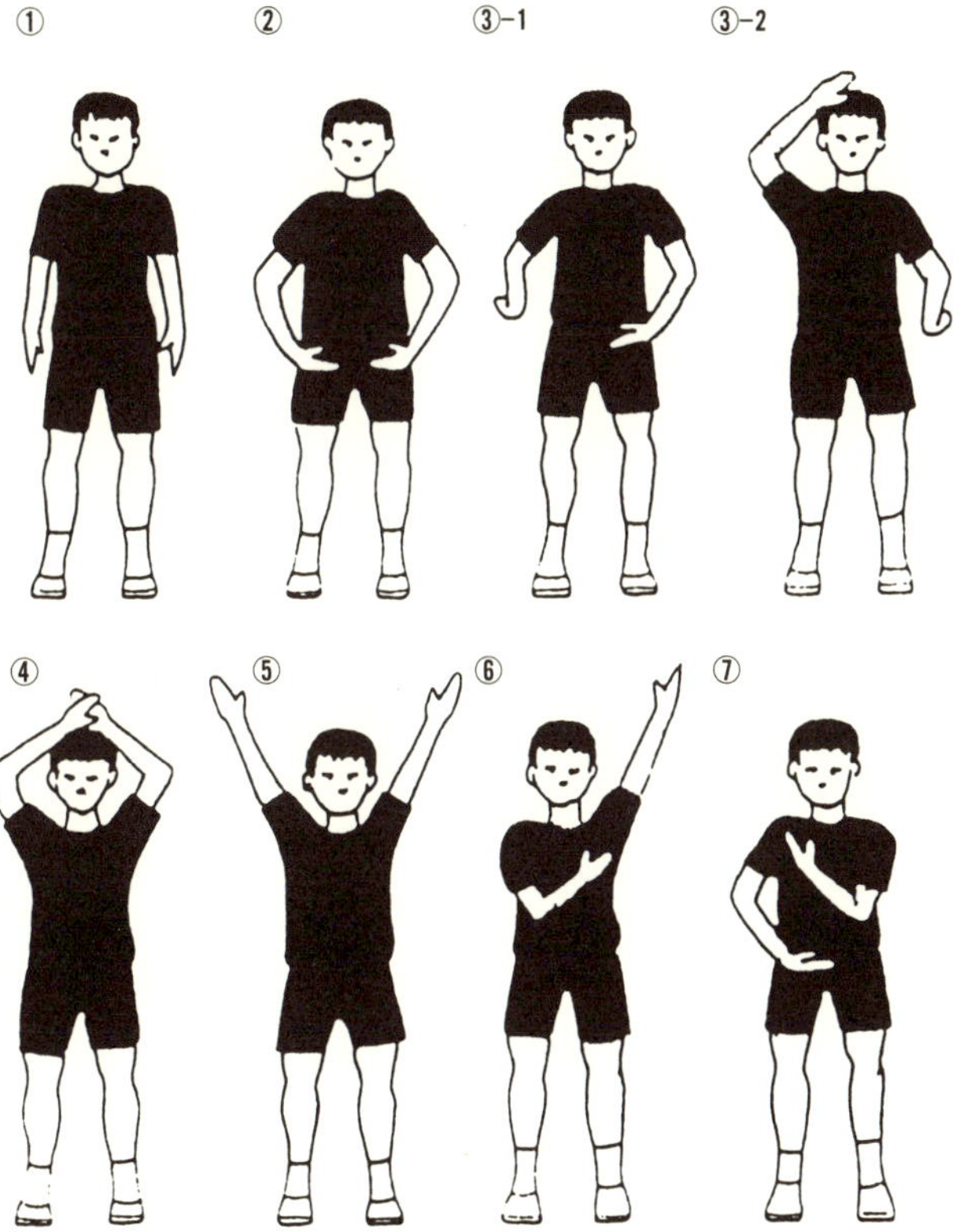

③　心の中で「あさみどり」と唱えつつ気のボールを掌から落とさないようにしながら両手首を返しつつ後方に持っていきます。次に、続けて右掌を天に向けたまま顔の前を通って、左頭部の辺りまで持っていきます。

④　「すみわたりたる」と唱えつつ左手を③の右手と同じ要領で右頭部に持ってきます。すると額の所で、両手が交差します。

⑤　「大空の広きを己が」と唱えながら両手を左右に大きく開きます。その際も両掌のボールは落とさないようにしつつ、顔を広い大空に向けます。

⑥　「心」と唱えつつ右掌を左肩から胸、脇腹にかけ斜めに降ろします。大空の無限の気を体にしみ込むようにします。

⑦　「ともがな」と唱えつつ左掌を右肩から斜めに左脇腹まで降ろします。

以上の要領で、男性は三回から九回。女性は、二回から八回まで、大空の下で実施するのが相応しいが、夜でも大空のイメージを描きつつ行ってもよい。呼吸法は動きに合わせた自然呼吸でよいでしょう。

みんな見上げよう「空」を！

「空」を例えると〝望み〟のようなものといえます。
その共通点をみると、「見上げる」となります。
「望み」をなくすと、下ばかり見がちです。これでは浩然の気は養えません。
「見上げよう」無限なる空、己が心にと。

「伸ばす」に気を込めると単なる「欠伸」ではなくなる

「ウーン、といいながら、伸びをしつつ欠伸をします」

ところで、この「伸び」をするというのは中国では「托天」といいます。これは落ちてきた天空を手で支える、という意味です。

何か気宇の壮大さを感じます。このように「伸び」に気を込めて天空を支えるようにします。一方、上半身を挙げるだけに気をとどめてはいけません。上といえば、下という相対的見方からすれば、下半身が「伸び」て、地深くのめり込むように気を込めます。上下に「伸ばす」のです。

これにより、天（陽）と地（陰）の気の流れが体の中で流通し、一体化したことになります。天と地を結ぶ気の柱の中にいるとイメージします。

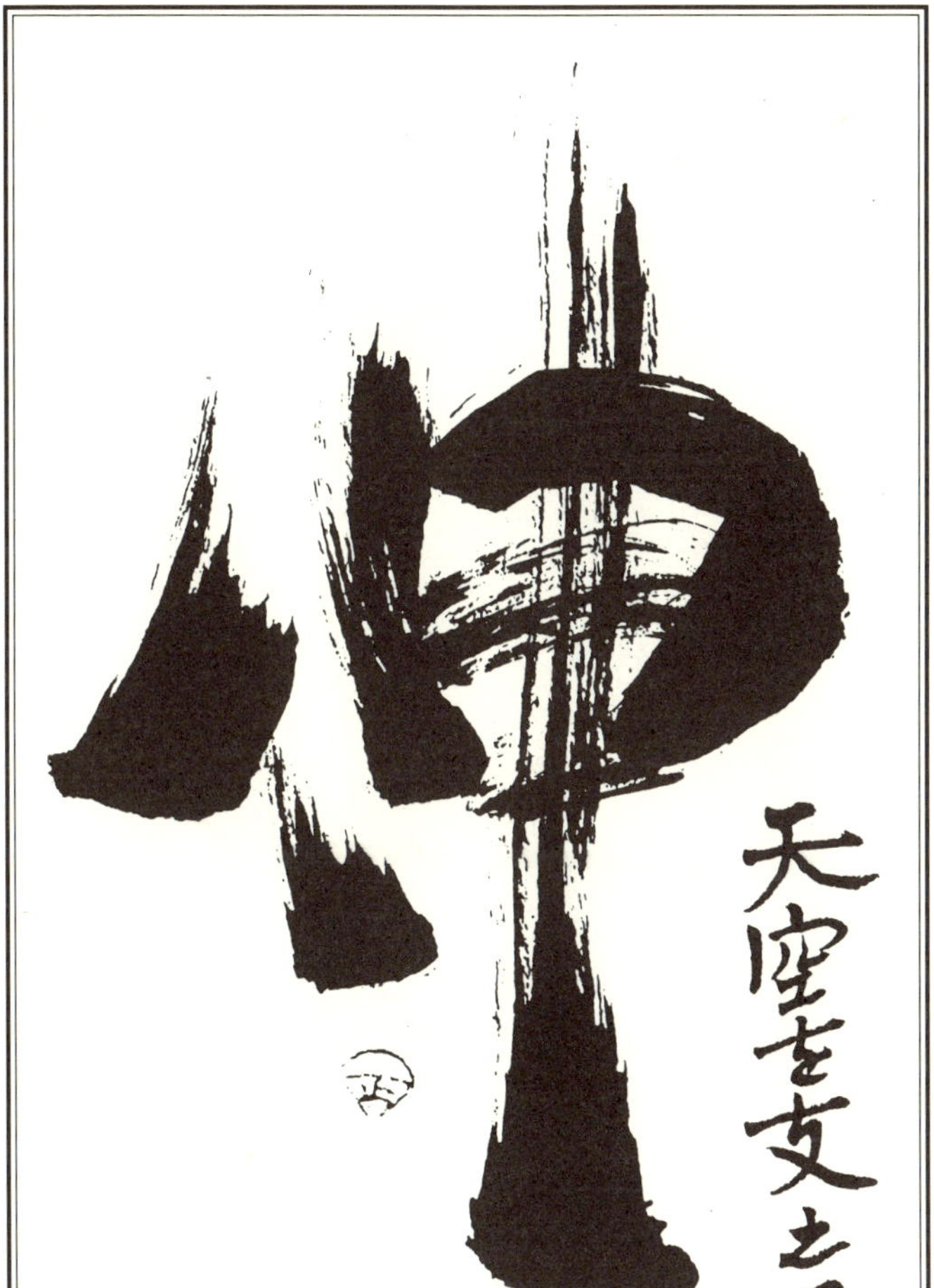
天空を支えて

幸せに導く感謝のすすめ

両親に感謝したことありますか？　この問いを内観法という自分をみつめる方法で観察します。まず「今までに親から〝してもらった〟ことにどのようなものがありましたか」またその際、どのようなことを「〝して返し〟ましたか」も思い出してください。次ぎは今あることが「〝できる〟ようになった」、それは誰のお蔭なのでしょうか？　同時に、「人に何かを〝してあげられ〟た」のは誰のお蔭でしょうか。

こうしたことに〝気づく〟ことが『幸せ』への一歩を踏み出すことになるのではないでしょうか。今日あることのすべてに感謝してごらんなさい。朝起きたら「今日も新しい一日の始まりをいただきました。ありがとうございます」

食事の時は「お蔭さまで、私の体が喜んでいます。ありがとう。」と表すことを心がけるのです。

してもらった
できる
してあげられる

幸せ

【著者紹介】

高岡　正（たかおか・ただし）

1926年生まれ。50年官立無線電信講習所（現、電気通信大学）卒業。

56年以降、現在の富士通ゼネラル技術部勤務を経て、警察官、業界新聞記者、総合病院にて心療内科催眠カウンセラーを経験する。

62年、産能大学教育事業部に入職。のちに経営開発研究所に異動、研究員、主任研究員、主幹研究員を勤める。また、産能短期大学で助教授、教授を歴任。

88年、青森中央短期大学経営情報学科教授。

ライフ・スキル・クリエート研究所所長、きらめき気功研究会名誉会長、レイキワンネス・ワールドネットワーク名誉顧問を経て現在に至る。


主な著書に『「今日だけは」の生き方があなたを変える』『能力開発の成功法則』『自己啓発100の成功法則』『部下指導の成功法則』『創造力開発の進め方』『人を動かす話し方』『成功する話し方・聞き方』『発想する技術』『能力開発トレーニング法』『先を読む考え方の法則』『成功を創造する』『問題解決力』『ビジネス能力開発法』『リーダー感性と問題解決法』など多数。

“あっ”という体験が人生を変える

2003年7月17日　第1刷発行

著　者　高　岡　　正
発行人　浜　　正　史
発行所　株式会社　元就《げんしゆう》出版社
〒171-0022 東京都豊島区南池袋4-20-9
サンロードビル2F-B
電話　03-3986-7736 FAX 03-3987-2580
振替　00120-3-31078

印刷所　東洋経済印刷

※乱丁本・落丁本はお取り替えいたします。

ISBN4-906631-95-9　C0036